ÉTUDE

SUR LA

NÉVRITE OPTIQUE

DANS LA

MÉNINGITE AIGUË DE L'ENFANCE

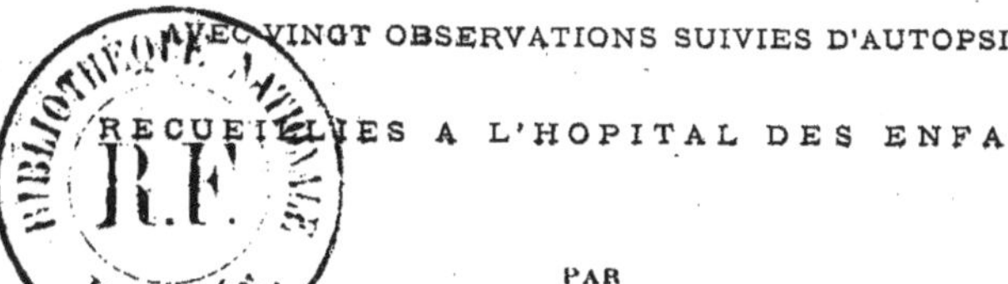

AVEC VINGT OBSERVATIONS SUIVIES D'AUTOPSIE

RECUEILLIES A L'HOPITAL DES ENFANTS

PAR

Henri PARINAUD,

Docteur en médecine de la Faculté de Paris,
Ancien interne des hôpitaux de Paris,
Ancien chef de clinique ophthalmologique,
Chevalier de la Légion d'honneur.

PARIS
LIBRAIRIE J.-B. BAILLIÈRE ET FILS
19, rue Hautefeuille, près du boulevard St-Germain

1877

ÉTUDE

SUR

LA NÉVRITE OPTIQUE

DANS LA

MÉNINGITE AIGUË DE L'ENFANCE

ÉTUDE

SUR LA

NÉVRITE OPTIQUE

DANS LA

MÉNINGITE AIGUË DE L'ENFANCE

AVEC VINGT OBSERVATIONS SUIVIES D'AUTOPSIE

RECUEILLIES A L'HOPITAL DES ENFANTS

PAR

Henri PARINAUD,

Docteur en médecine de la Faculté de Paris,
Ancien interne des hôpitaux de Paris,
Ancien chef de clinique ophthalmologique,
Chevalier de la Légion d'honneur.

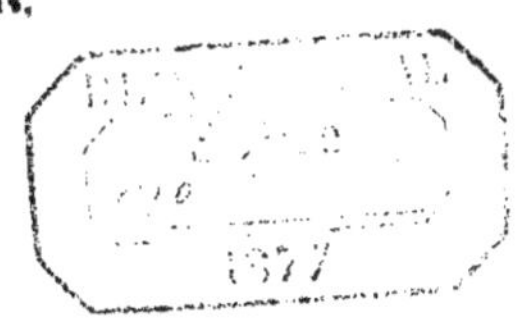

PARIS
LIBRAIRIE J.-B. BAILLIÈRE ET FILS
19, rue Hautefeuille, près du boulevard St-Germain

1877

ÉTUDE

SUR

LA NÉVRITE OPTIQUE

DANS LA

MÉNINGITE AIGUË

DE L'ENFANCE (1)

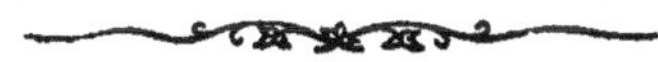

INTRODUCTION.

Le but de ce travail n'est pas d'établir l'existence de la névrite optique dans la méningite aiguë. Depuis que de Graefe a appelé l'attention sur ce sujet, les altérations du nerf optique dans les affections inflammatoires du cerveau ou des méninges ont été surabondamment démontrées par les travaux de Bouchut, Galezowski, Schmidt, Manz, Thebaldi, etc.

Mais si le fait en lui-même ne peut être l'objet d'une contestation sérieuse, la nature de l'altération du nerf optique, les conditions dans lesquelles elle se produit, sa fréquence et sa valeur clinique sont encore ardemment discutées. Ce n'est pas d'ailleurs pour la méningite seulement que la question reste indécise, et M. Giraud-Teu-

(1) Il ne sera peut-être pas inutile de faire remarquer, que le mot névrite n'a pas, en ophthalmologie, la signification rigoureuse d'inflammation du nerf. On désigne sous ce nom, un certain nombre d'altérations dont la nature, primitivement inflammatoire, est loin d'être établie.

lon (1) a pu dire avec raison, il y a peu de temps, que le lien pathogénique qui unit les affections du nerf optique à celles de l'encéphale est loin d'être connu, malgré les travaux intéressants dont ce sujet a été l'objet.

Notre objectif sera : de préciser les caractères cliniques de la névrite optique dans la méningite aiguë de l'enfance ; de determiner les conditions anatomiques dans lesquelles elle se produit, d'en rechercher la nature et d'en fixer la signification.

Nous donnons simplement dans cette étude les résultats de notre observation personnelle qui a porté sur une trentaine de faits, et nous ne citons que les observations qui ont été complétées par l'autopsie. Elles sont au nombre de vingt, et se rapportent à des malades que nous avons pu examiner d'une manière suivie, pendant notre internat à l'Hôpital des Enfants. Les détails ont été recueillis soit par nous, soit par nos collègues dans leurs services respectifs. Nous sommes heureux de les remercier ici, ainsi que MM. les chefs de service qui nous ont fourni toutes les facilités pour l'examen des malades et le contrôle anotomique.

Nous remercions aussi M. Renaut, professeur de la Faculté de Lyon, et M. Chambard, répétiteur au laboratoire d'histologie du Collége de France, du concours qu'ils ont bien voulu nous prêter pour l'étude microscopique.

(1) **Académie de médecine, séance du 21 mars 1876. Rapport sur le travail de M. Panas.**

CHAPITRE PREMIER.

DES ALTÉRATIONS DU FOND DE L'ŒIL QU'ON PEUT OBSERVER DANS LE COURS D'UNE MÉNINGITE AIGUE.

Avant de décrire la névrite optique, il est nécessaire de donner un aperçu rapide des modifications que le fond de l'œil peut présenter dans le cours d'une méningite aiguë, et de bien limiter, par cette étude préliminaire, l'altération du nerf optique à laquelle nous réservons le nom de névrite.

Une méningite peut évoluer, sans que l'ophthalmoscope révèle aucun changement dans l'état de la papille, des membranes ou des vaisseaux du fond de l'œil. C'est un fait dont nous avons pu nous convaincre, en renouvelant chaque jour l'examen, pendant toute la durée de la maladie. Il ne suffit pas, en effet, pour se prononcer sur l'absence de lésions, d'avoir examiné une fois les malades; les altérations peuvent se produire seulement dans les derniers jours, et dans une affection telle que la méningite tuberculeuse, qui présente quelquefois dans son aspect de si brusques changements, il n'est même pas rare de voir le fond de l'œil ménager les mêmes surprises que la marche générale de la maladie et se modifier en moins de vingt-quatre heures d'une manière remarquable.

Si l'on recherche chaque jour les altérations oculaires comme on le fait pour les autres symptômes, on trouve, dans la majorité des cas, des modifications qui tantôt n'ont qu'une signification mal déterminée et une valeur clinique peu importante, tantôt surpassent en précision pour le diagnostic tous les autres symptômes de la maladie.

Les lésions du fond de l'œil peuvent porter sur la choroïde, sur la rétine et sur le nerf optique.

Les granulations tuberculeuses de la choroïde constituent un des faits les plus intéressants qu'on observe dans la méningite des enfants. Elles sont assez fréquentes, car nous les avons observées dix fois sur une trentaine de cas.

Lorsqu'une granulation est en pleine évolution, c'est-à-dire, lorsqu'elle a écarté le pigment choroïdien pour venir faire saillie sous la rétine, elle se présente à l'ophthalmoscope sous l'aspect d'un point blanc dont les contours sont légèrement nuageux, du volume d'une forte tête d'épingle avec le grosissement ordinaire. Ces granulations siégent généralement dans le segment postérieur; leur nombre est très-variable et leur évolution parfois très-rapide. Elles paraissent coïncider toujours avec des productions semblables dans les méninges, mais elles ne sont pas, par elles-mêmes, un signe certain de méningite : elles indiquent plus spécialement une généralisation de la diathèse tuberculeuse.

Les milieux de l'œil restent transparents dans la choroïdite tuberculeuse. La papille est ordinairement normale tant qu'il ne se développe pas de névrite. Toutefois, lorsque les tubercules sont très-nombreux, elle peut présenter un trouble léger qui n'a rien de commun avec la névrite que nous allons décrire.

On a signalé, dans la méningite aiguë, des choroïdites suppuratives coïncidant avec la suppuration intra-crânienne. Dans une observation du Dr Berthold, l'affection était bornée à l'œil droit, le gauche ne présentait que les signes de la névrite ordinaire. D'après cet auteur, l'infiltration purulente n'est pas limitée à la choroïde ; il a trouvé du pus dans le corps ciliaire, dans le canal de Petit et dans la sclérotique. L'œil gauche ne présentait pas d'altération microscopique. Ces faits, dont l'interprétation pouvait paraître difficile, trouvent une explication satisfaisante dans les recherches de Schwalbe (1).

La rétine ne présente ordinairement, dans le cours d'une méningite aiguë, d'autres modifications que celles de ses vaisseaux. M. Bouchut a cependant observé des tubercules dans la rétine même, et ce fait accueilli d'abord avec une certaine hésitation a été confirmé par Poli (2). Nous n'avons jamais observé de rétinite proprement dite, ni ces exsudations, semblables à celles de la rétinite albuminurique, qu'on a signalées dans la région de la macula.

Manz (3) parle d'un trouble léger de la rétine qu'il a observé dans les inflammations aiguës du cerveau et qui, d'après cet auteur, peut disparaître et reparaître dans l'espace de quelques heures, sans qu'il soit possible de rapporter ces variations aux différences de l'éclairage ni à un défaut d'observation. M. Bouchut a signalé depuis longtemps cette particularité sous le nom d'état opalin du fond de l'œil. Nous l'avons nous même observé souvent sans pouvoir nous faire une idée bien exacte sur sa nature, mais nous sommes assez disposé à l'attribuer à des cir-

(1) D'après Schwalbe, l'espace lymphatique péri-choroïdien qui sépare la choroïde de la sclérotique, communiquerait à travers les ouvertures qui donnent passage aux vaisseaux ciliaires, avec un autre espace de même nature, situé entre la sclérotique et la capsule de Sténon, lequel serait en relation par un réseau qui enveloppe la gaine externe du nerf optique (espace sus-vaginal) avec les lymphatiques intra-crâniens. Ce qui semble indiquer que l'inflammation suppurative de l'œil se produit par cette voie, c'est qu'elle est précédée par un chémosis conjonctival, qui s'explique par l'inflammation de la capsule de Ténon.

(2) Cité par Meyer. Gazette des hôpitaux,. 1876.

(3) De quelques altérations présentées par le nerf optique pendant les inflammations aiguës du cerveau. Société ophth. de Heidelberg, 1874. Traduction du Compte-rendu dans les Ann. d'ocul., 1875.

constances accessoires, telles que les conditions d'éclairage, l'obscurité plus ou moins complète de la pièce où l'on pratique l'examen et surtout au trouble de la cornée qui résulte de l'occlusion incomplète des paupières pendant le sommeil ou le coma des enfants atteints de méningite.

L'état des vaisseaux du fond de l'œil offre un intérêt tout spécial, à cause du rôle que l'on a fait jouer à la stase veineuse dans le développement de la névrite.

On sait combien cette étude présente de difficultés, en raison des variétés si nombreuses qu'on rencontre à l'état physiologique ; aussi n'est-ce pas par l'examen même très-attentif de quelques faits qu'on arrive à se faire une conviction, mais par la comparaison d'un grand nombre d'observations faites sur des yeux sains et sur des yeux supposés malades.

On trouve très-souvent, dans la méningite aiguë, un certain degré de dilatation des veines de la rétine, mais en dehors de la névrite, cette dilatation n'est pas très-prononcée. Il ne semble pas qu'elle présente rien de spécial à la méningite et qu'elle puisse être de quelque utilité dans le diagnostic de cette affection.

On observe en effet une dilatation semblable dans les états fébriles avec adynamie, dans les affections dyspnéiques ou convulsives dans lesquelles la turgescence veineuse est quelquefois très-accusée. Rien ne prouve que dans la méningite, cette dilatation soit en rapport avec l'hyperhémie des méninges ou avec l'augmentation de la tension intra-crânienne, et il est probable qu'elle résulte, comme dans les affections que nous venons de citer, soit de l'affaiblissement de l'innervation vaso-motrice, soit du ralentissement de la respiration et du stertor qu'on observe si fréquemment dans la méningite.

Il n'en est pas de même de la dilatation des veines qui accompagne la névrite et que nous aurons à décrire ; elle se présente alors avec des caractères que l'on ne trouve que dans l'étranglement papillaire et qui accusent une gène prononcée de la circulation en retour.

Mais ce qu'il importe de constater, c'est que cet état des vaisseaux suit ou accompagne l'œdème de la papille et ne le précède jamais d'une manière évidente.

Les artères de la rétine n'offrent pas, en l'absence de la névrite, de particularités notables; elles paraissent assez souvent dilatées comme les veines mais ces changements sont trop difficilement appréciables pour leur attribuer quelque valeur.

Le nerf optique peut être le siége d'une hyperhémie très-prononcée sans névrite optique, c'est-à-dire sans œdème de la papille. Ces faits sont rares, mais incontestables, et l'on ne saurait objecter les variétés physiologiques, la plus grande vascularisation du fond de l'œil chez les enfants, lorsque l'on voit naître cette hyperhémie dans le cours d'une maladie et qu'elle prend des proportions telles, que le nerf optique se distingue à peine par sa coloration du fond rouge de la choroïde.

Nous en avons observé trois cas seulement, dont deux dans des méningites tuberculeuses et le troisième dans une méningo-encéphalite compliquant une fièvre typhoïde. La méningite nous a paru alors avoir une symptomatologie un peu spéciale. On observe du tremblement convulsif des membres, des convulsions ou des paralysies localisées et peu de phénomènes comateux.

L'autopsie montre une congestion intense des méninges, de l'encéphalite superficielle, peu ou pas de liquide dans les ventricules.

L'hyperhémie du nerf optique est évidemment, dans ces cas, une hyperhémie active répondant à un état semblable des méninges et du cerveau. C'est une relation que l'on ne saurait mettre en doute et dont il faut tenir compte, sans oublier que ces faits sont rares et que la congestion des méniges peut persister pendant longtemps, sans retentir d'une manière évidente sur le nerf optique.

Cette hyperhémie papillaire peut-elle aboutir à la névrite, n'en est-elle que le premier degré. Cela est possible, mais nous n'avons pas pu nous en convaincre, parce que c'est un phénomène tardif dans la méningite et que la mort empêche de suivre les modificatioins ultérieures du nerf optique.

Si la névrite peut se produire de cette manière, c'est en tout cas une forme spéciale qui diffère de celle que l'on observe habituellement dans la méningite. Aussi, sans rien préjuger sur la nature de cette hyperhémie, nous l'avons séparée de la névrite.

CHAPITRE II.

SYMPTOMES DE LA NÉVRITE OPTIQUE DANS LA MÉNINGITE AIGUE DE L'ENFANCE.

La névrite optique, dans la méningite aiguë, est essentiellement caractérisée par la tuméfaction œdémateuse de la papille et par des modifications des vaisseaux qui accusent une constriction au niveau du nerf optique. Il faut toutefois un certain temps pour qu'elle revête les caractères de la *stauungspapille*, et l'on aurait une déception si l'on s'attendait à trouver dans la méningite aiguë, qui peut évoluer en huit ou dix jours, une névrite étranglée aussi caractérisée que dans les affections chroniques de l'encéphale. Mais, quel que soit son degré de développement, on pourra presque toujours, par un examen attentif, lui reconnaître les caractères que nous lui assignons, et pour peu qu'elle dure depuis quatre ou cinq jours, les signes de l'étranglement ne seront plus douteux.

La névrite peut apparaître d'emblée, sans modification vasculaire préalable. Le plus souvent, il est vrai, elle est précédée par un certain degré de dilatation des veines et plus rarement par un peu d'hyperhémie de la papille, mais cet état se rencontre aussi bien lorsque la névrite ne doit pas se développer que lorsqu'elle doit apparaître, et ce serait s'exposer à de graves mécomptes, que de chercher à prédire l'altération du nerf optique par l'état des vaisseaux du fond de l'œil.

Le premier symptôme qui caractérise la névrite, c'est l'œdème de la papille qui perd sa transparence, devient trouble et paraît voilée par un nuage. L'anneau scléro-tical, qui dans l'état normal lui forme une limite précise, est recouvert par l'infiltration et finit par disparaître complètement. A ce moment, elle paraît plus large et ses contours sont mal limités.

Quelquefois, c'est dans la dépression centrale que l'on découvre les premières traces d'œdème, sous forme d'un léger nuage qui recouvre les vaisseaux à leur point d'émergence. Cette disposition ne paraît pas due à une infiltration qui dès le début vient recouvrir les vaisseaux, mais au trouble des fibres nerveuses dépouillées de leur gaîne de myéline, dont la transparence parfaite à l'état normal permet, dans certains cas, de suivre très-profondément les vaisseaux dans l'épaisseur du nerf.

La coloration de la papille est variable. Elle peut avoir au moment de l'apparition de l'œdème une teinte rougeâtre, si elle était déjà hyperémiée, mais elle est ordinairement d'un blanc nuageux ou grisâtre ; ce n'est que plus tard qu'elle se nuance de rouge.

Lorsque la névrite est bien développee, on peut apprécier

la saillie de la papille par la facilité plus grande avec laquelle on la voit à l'image droite, par le coude que forment les vaisseaux sur ses bords et par le déplacement parallactique.

Il n'est pas nécessaire d'insister pour faire comprendre que si la papille, qui dans un œil normal se trouve au foyer du système réfringent, vient à proéminer, elle se place en avant du foyer et se trouve dans les conditions d'un objet qu'on regarde à la loupe. C'est pour celà qu'on peut la voir facilement sans le secours d'aucun verre en plaçant son œil près de l'œil observé.

Le coude formé par les vaisseaux sur les bords de la papille est surtout appréciable sur les veines. Il suppose sans doute une proéminence déjà considérable, mais il n'est pas rare de l'observer dès le troisième ou quatrième jour. Toutes les veines ne présentent pas ordinairement un coude également prononcé et il ne faudrait pas en conclure toujours que la saillie de la papille n'est pas égale sur tous les points. Le plus souvent cette différence tient à la direction des vaisseaux. Si le coude qu'ils forment reste dans le plan antéro-postérieur, il paraît bien moins prononcé que s'il se présente obliquement, de même qu'un fil métallique courbé en S peut paraître une ligne droite dans une certaine position.

Le déplacement parallactique consiste en ce que, en imprimant de légers mouvements de latéralité à la lentille, on communique à l'image du sommet de la papille une déviation plus étendue qu'à l'image des parties situées sur le plan de la rétine. Ce signe n'est pas toujours bien appréciable dans la meningite aiguë, parce que les bords de la papille ne sont pas aussi escarpés que dans certaines affections chroniques de l'encéphale et aussi parce que la proéminence n'a pas le temps de devenir assez forte.

Après l'apparition de l'œdème, on voit se former autour

de la zone blanchâtre de l'infiltration péripapillaire, un cercle gris ardoisé ordinairement bien visible vers le deuxième ou le troisième jour et qu'on ne retrouve pas dans les névrites anciennes, lorsque l'infiltration a envahi une plus grande partie de la rétine. Cette disposition tient-elle à l'état de la choroïde sous-jacente dont on a signalé l'altération dans le voisinage de la papille ? Tient-elle à un léger trouble de la rétine qui fait que les rayons réfléchis par la choroïde subissent une sorte de dispersion et rendent le pigment, assez souvent accumulé dans cet endroit, plus apparent ou du moins modifient son aspect? Ce cercle grisâtre présente une particularité peu compatible avec ces interprétations. On ne le retrouve pas dans l'examen à l'image droite, et à l'image renversée il varie d'intensité quand on fait mouvoir la lentille d'avant en arrière ou qu'on se sert de lentilles de foyers différents. Pour ces motifs, nous croyons qu'il est dû à un effet d'optique et qu'il est produit par l'ombre portée des bords de la papille et de la rétine soulevée. Les différences que l'on observe dans son intensité tiennent à la direction variable suivant laquelle les rayons tombent sur la papille dans les différents modes d'exploration du fond de l'œil. Nous avons du reste trouvé un cercle semblable, mais moins prononcé, autour de tubercules volumineux ayant les dimensions de la papille.

Les vaisseaux de la rétine, qui au moment de l'apparition de la névrite se présentent sous un aspect variable, ne tardent pas à se modifier d'une manière caractéristique. Les veines se dilatent et deviennent sinueuses, tandis que le calibre des artères diminue. Lorsque la mort ne survient pas trop rapidement et que les sinuosités des veines sont très-accusées, les vaisseaux n'offrent pas une coloration uniforme sur toute leur étendue et l'on observe des parties claires et des parties foncées qui pourraient faire croire à l'existence de thromboses. Ces thromboses ont en effet été signalées, mais cette disposition des veines se présente avec des caractères qui ne permettent pas d'admettre l'existence de coagulums comme explication générale. La coloration claire ou foncée tient à la direction suivant laquelle le vaisseau se présente. Lorsqu'il est parallèle au plan de la rétine, une partie des rayons du miroir sont réfléchis à travers le vaisseau par la choroïde ou par la sclérotique (1), c'est ce qui lui donne cet aspect clair et comme transparent. Si au contraire le vaisseau se redresse dans le sens antéro-postérieur, la couche de sang que les rayons ont à traverser pour arriver à l'œil de l'observateur étant plus épaisse, et les parois du vaisseau formant dans cette position un obstacle plus considérable, ces rayons ne sont plus réfléchis ou même n'arrivent plus jusqu'à la sclérotique et la veine prend une coloration noirâtre.

On peut, à l'avance, prévoir la disposition que les veines auront sur la papille par le fait de sa proéminence, lorsque cette particularité se présente. A leur point d'immergence dans la dépression centrale, leur coloration est foncée, parce que leur direction est presque perpendiculaire au plan de la rétine. Sur la papille même, elles sont claires et présentent un double contour très-net, parce que leur direction est transversale et qu'elles sont, en cet endroit, légèrement aplaties. Enfin, en abandonnant le bord saillant de la papille, elles changent de nouveau de direction et prennent une teinte foncée.

Dans les névrites anciennes où les sinuosités sont très-

(1) On a expliqué de différentes manières la raie claire que l'on observe normalement, sous forme d'une ligne médiane, sur les artères et plus rarement sur les veines. L'interprétation de Loring que nous adoptons est parfaitement en rapport avec ce que l'on observe dans la névrite étranglée.

prononcées, les vaisseaux disparaissent en certains points, et paraissent interrompus dans leur continuité. Cette disposition, que l'on observe surtout autour de la papille, tient à l'infiltration qui les recouvre, mais elle est encore favorisée par les sinuosités au niveau desquelles on les rencontre, et qui font que le vaisseau plonge plus ou moins profondément dans la rétine. Enfin, la proéminence de la papille en forme de champignon , peut modifier la direction des vaisseaux de telle sorte, que ses bords peuvent les recouvrir.

On voit rarement les veines complètement voilées dans la méningite aiguë, tandis que les artères, dont le calibre diminue par suite de la constriction qu'elles éprouvent dans le nerf et dont la couleur est plus claire, disparaissent quelquefois en dehors de la papille, mais on les retrouve toujours à une certaine distance.

L'étranglement du nerf optique au niveau de l'anneau sclérotical retentit aussi sur les vaisseaux de la papille qui devient le siége d'une congestion passive, prend une teinte rouge sombre et sur laquelle on voit apparaître de petites veines dilatées imperceptibles dans l'état physiologique.

La gêne de la circulation veineuse est la cause des apoplexies qui se produisent parfois, soit dans la rétine soit sur le nerf optique lui-même. Ces hémorrhagies sont tantôt allongées dans le sens des vaisseaux, tantôt ne revêtent aucune forme particulière. Elles sont rarement très-étendues et souvent si petites qu'on a besoin de l'examen à l'image droite pour les découvrir. Lorsqu'elles ont un certain volume, celui d'une lentille par exemple, on reconnaît quelquefois que la tache est formée de deux parties. Au centre se trouve un point plus foncé qui répond à l'épanchement sanguin et autour une zone plus claire qui est le résultat de l'imbibition de la rétine par les parties fluides du sang. Cette disposition explique la résorption parfois très-rapide de ces hémorrhagies.

Nous avons rencontré quatre fois des apoplexies sur quatorze cas de névrite dans la méningite tuberculeuse et une fois sur un œil atteint de névrite par hydrocéphalie simple.

La gravité de l'état général rend ordinairement impossible l'examen de l'acuité visuelle, ainsi que l'étude des symptômes subjectifs, mais à en juger par quelques cas où un examen, très-incomplet il est vrai, a été possible, l'état de la vision paraît peu altéré, et ce fait concorde avec ce que l'on observe dans la névrite étranglée qui accompagne les affections chroniques de l'encéphale, où l'on a été frappé depuis longtemps de la persistance de la vision, avec une altération papillaire déjà considérable. Il ne faudrait pas en conclure que la vision est toujours intacte dans la méningite; il y des cas où la perte de la vue est rapide et complète, mais cette cécité paraît s'observer aussi fréquemment en dehors de la névrite (obs. I et II) que lorsqu'elle existe, et il ne semble pas que l'œdème de la papille y soit pour quelque chose.

L'infiltration œdémateuse se limite assez exactement à la papille; si elle s'étend dans la rétine, ce n'est jamais assez pour que cet état mérite le nom de névrorétinite. Nous n'avons trouvé dans la rétine que des apoplexies qui peuvent siéger à une certaine distance de la papille et cet état opalin du fond de l'œil que Manz rapporte à un œdème léger de la membrane nerveuse.

Un des caractères de la névrite dans la méningite aiguë, c'est son développement rapide qui contraste avec ce que l'on observe dans d'autres formes. Quelquefois une papille, qu'on avait trouvée normale la veille, présente le lendemain une névrite bien caractérisée.

Une autre particularité non moins intéressante, c'est que

l'œdème papillaire peut diminuer dans le cours de la maladie. Nous n'avons observé qu'un seul fait de ce genre, mais il a été très-remarquable, en ce sens que la diminution de l'infiltration a coïncidé avec l'amélioration de l'état général. Il se rapporte à l'observation IX.

Un premier examen, fait pendant que l'enfant était dans le coma, avait révélé l'existence d'une névrite très-prononcée. Le lendemain il y avait un changement tel que je doutai un instant que ce fût le même malade. La religieuse du service me dit alors, que dans la journée l'enfant avait repris connaissance et qu'il avait demandé sa mère. Cette amélioration fut du reste de très-courte durée. L'enfant retomba dans le coma et la névrite suivit son développement.

Nous avons trouvé quatorze fois la névrite optique sur une trentaine de cas de méningite aiguë, toutes liées à la diathèse tuberculeuse. Cette proportion est probablement au-dessous de la vérité, car nous n'avons pas suivi toujours les malades jusqu'au moment de la mort. Il serait imprudent de vouloir fixer la fréquence relative de l'altération du nerf optique, avec un nombre aussi restreint de faits, mais nous ne croyons pas nous éloigner beaucoup de la vérité, en disant qu'elle s'observe à peu près dans la moitié des cas.

Lorsque nous avons constaté l'œdème du nerf optique presque toujours la méningite se traduisait déjà par des signes non équivoques. Nous ne l'avons jamais observé dans la période prodromique de la maladie, mais nous devons ajouter que les enfants sont le plus souvent conduits à l'hôpital, lorsque l'affection est déjà en pleine évolution. Toutefois, en basant notre opinion sur les faits que nous avons vus à leur debut et sur l'étude des conditions anatomiques qui provoquent le développement de la névrite nous sommes peu disposé à croire qu'elle puisse précéder l'invasion de la maladie, à moins qu'elle ne soit produite par une affection chronique qui se complique d'accidents inflammatoires aigus.

La névrite n'en constitue pas moins un signe de la plus haute importance dans le diagnostic de la méningite, non-seulement parce qu'elle a une signification plus précise qu'aucun autre symptôme, mais parce que le diagnostic de cette affection est quelquefois fort difficile, même à une période assez avancée, lorsqu'on se prive des ressources de l'ophthalmoscope.

CHAPITRE III.

DES CONDITIONS DANS LESQUELLES SE PRODUIT LA NÉVRITE OPTIQUE DANS LA MÉNINGITE AIGUE. — ANATOMIE PATHOLOGIQUE. — NATURE DE L'ALTÉRATION DU NERF OPTIQUE.

Il semble que la méningite tuberculeuse, que l'on appelle quelquefois méningite de la base, soit l'affection qui doive fournir le plus de faits à l'appui de la théorie de la névrite descendante ou par transmission directe de l'inflammation méningo-encéphalique au nerf optique. Il n'en est rien, et l'une des conclusions qui ressortent le plus nettement de nos observations, c'est que l'altération du nerf optique n'est pas le résultat des exsudats méningés ou des lésions de la substance cérébrale qui peuvent intéresser leur expansion intra-crânienne, mais de l'hydrocéphalie qui complique si fréquemment la méningite aiguë.

Il faut bien reconnaître que l'on n'est pas autorisé à nier la migration de l'inflammation jusqu'à la papille, par cela seul que le siége des lésions cérébrales n'en rend pas compte, surtout quand la méningite est plus ou moins généralisée. Mais comme on a invoqué pour expliquer la névrite descendante une altération de voisinage des nerfs, et que dans la méningite tuberculeuse, en particulier, on s'est appuyé sur la fréquence des exsudats de la base, nous devons examiner la question à ce point de vue.

§ I. — *De l'influence des lésions de voisinage de l'expansion intra-crânienne des nerfs optiques.*

Sur douze cas de névrite, une seule fois les exsudats méningés étaient directement en rapport avec les nerfs optiques, au niveau du chiasma (obs. XIV).

Huit fois, il y avait des exsudats occupant différentes parties des méninges, sans intéresser les nerfs sur aucun point de leur parcours, et se décomposant ainsi relativement à leur siége. Quatre fois, ils ont été trouvés à la base, spécialement dans les scissures de Sylvius. Dans un cas on signale leur prolongement dans l'espace interpedonculaire (observ. VIII). Quatre fois ces exsudats siégeaient seulement à la face supérieure du cervelet, toujours à une certaine distance des tubercules quadrijumeaux un ou deux centimètres au moins.

Trois fois, on n'a trouvé nulle part d'exsudats dans les méninges.

Sur douze cas de névrite, l'encéphalite est signalée trois fois. Elle siégeait dans les endroits suivants :

A la partie postéro-supérieure du lobe sphénoïdal droit (obs. XV).

Sur la convexité des hémisphères et sur le cervelet (obs. XII).

Sur la moitié gauche de la protubérance, sur le pédoncule cérébelleux correspondant et dans le corps strié droit (obs. VII).

Trois fois on a trouvé des tubercules cérébraux, mais toujours d'un petit volume et siégant immédiatement au-dessous des méninges. Ils avaient la disposition suivante :

Un tubercule du volume d'une lentille sur la face postéro-inférieure du cervelet (obs. VI).

Trois tubercules situés sur la face supérieure du cervelet. Le plus volumineux est gros comme une noisette. Le plus rapproché des tubercules quadrijumeaux en est distant de 1 cent. et demi (obs. X).

Plusieurs tubercules du volume d'une lentille, groupés ensemble au niveau du lobe sphénoïdal droit. Un tubercule semblable sur le cervelet (obs. XII).

Si nous faisons une étude comparative des observations de méningite où il n'y a pas eu de névrite et qui ont été rapportées dans cette thèse sans avoir été l'objet d'un choix spécial, au point de vue des exsudations ou de l'encéphalite, nous trouvons la proportion suivante :

Sur sept cas, cinq fois on a trouvé des exsudats de la base ; trois fois ils recouvraient le chiasma (obs. I, II et XX), et une fois ils se prolongeaient dans la fente de Bichat le long des bandelettes optiques (obs. XVI).

L'encéphalite a été observée deux fois sur la convexité (obs. II et XVII).

Les tubercules cérébraux ne sont pas signalés.

On voit qu'il n'est pas possible d'établir un rapport entre la névrite optique et le siége des lésions intra-crâniennes.

Dans nos observations, au contraire, les altérations qui auraient pu intéresser l'expansion des nerfs optiques, sont relativement beaucoup plus fréquentes dans les cas où il n'y a pas eu de névrite, et peut-être n'est-ce pas le simple fait du hasard, car il y a certaines formes de méningites, favorables à la production de la névrite, dans lesquelles l'hydrocéphalie prédomine et où les altétérations inflammatoires profondes ont peu de tendance à se produire, sans doute à cause de l'évolution quelquefois très-rapide de la maladie. En supposant, du reste qu'il s'agisse dans nos observations d'une simple coïncidence, elle n'en prouve pas moins le peu d'influence des altérations de voisinage sur le développement de la névrite optique. Voici deux observations dont les détails plaident fortement dans le même sens.

La première se rapporte à une enfant qui a été atteinte dans le cours d'une méningite d'une cécité absolue, dont on a trouvé la raison dans les exsudats purulents qui enveloppaient le chiasma des nerfs optiques. La malade, par une coïncidence heureuse, n'a pas eu de névrite.

Observation I.

Méningite tuberculeuse. — Cécité dans les derniers jours sans névrite optique. — Hydrocéphalie peu considérable. — Exsudations abondantes de la base recouvrant le chiasma des nerfs optiques.

Bouvert, 2 ans. Entrée le 8 juin 1876, salle sainte-Catherine, n° 51, service de M. Bouchut.

Cette enfant est malade depuis huit jours. Elle est assoupie, elle a de la fièvre, beaucoup de diarrhée, pas de vomissements et se plaint de la tête.

Le jour de son entrée, on la trouve éveillée, elle dit qu'elle souffre de la tête. Elle a de la diarrhée, le ventre est ballonné sans gargouillement ; le pouls est précipité, irrégulier, 132. Rien dans la poitrine, Temp. S. 40°.

La malade louche par moments, mais elle présente une assez forte hypermétropie qui peut expliquer ce strabisme passager.

Le fond de l'œil est normal.

Le 10 juin. L'état est à peu près le même ; la diarrhée persiste et la température reste assez élevée. Temp. S. 39°.

Le 14. Depuis deux jours la diarrhée a cessé et a fait place à la constipation. La température est moins élevée. Temp. S. 38°,2. Le pouls est lent et toujours irrégulier. L'enfant se plaint encore de la tête, elle est assoupie, mais conserve toute sa connaissance.

Le 15. L'état général est le même, mais l'enfant qui reste assise sur son lit et répond aux questions qu'on lui fait, paraît complètement aveugle. On ne provoque pas de mouvements réflexes des paupières en agitant la main devant les yeux.

L'examen du fond de l'œil ne révèle aucune altération de la papille, aucune modification appréciable du volume des vaisseaux.

Le 15. L'enfant est plus assoupie que les jours précédents, mais elle conserve encore sa connaissance ; la fièvre a oscillé entre 38° et 39°.

Le pouls est toujours irrégulier, la constipation persiste, il n'y a pas eu de vomissements.

La cécité parait toujours absolue et le nerf optique n'offre pas de changement.

L'enfant succombe le 17 au matin, sans couvulsions ni paralysie, et sans qu'on ait observé de coma bien caractérisé.

Autopsie. — La consistance du cerveau n'est pas altérée, les circonvolutions sont légèrement aplaties, la pie-mère très-injectée présente quelques suffusions sanguines sur la convexité et est infiltrée de sérosité.

La base du cerveau est le siége d'exsudations jaunâtres, purulentes, surtout abondantes dans l'espace interpédonculaire où elles se prolongent jusque sur le chiasma des nerfs optiques qu'elles recouvrent presque complètement. Elles sont également très-épaisses dans les scissures de Sylvius. Sur le vermis superior du cervelet, on trouve une de ces exsudations très-étendue qui confine aux tubercules quadrijumeaux. Après l'ablation de la toile choroïdienne, les tubercules quadrijumeaux du côté droit présentent une coloration rosée qu'on ne retrouve pas à gauche.

On ne distingue pas de granulations tuberculeuses au milieu des exsudats épais de la base, mais il y en a un certain nombre sur la convexité, surtout à droite. Les ventricules latéraux renferment un peu de liquide.

L'espace sous-vaginal du nerf optique contient une assez grande quantité de sérosité qui ne se déplace pas et forme derrière le globe oculaire un renflement très-prononcé.

Un des yeux est ouvert ; la papille ne présente à la loupe aucune altération, elle ne forme pas de saillie et l'anneau sclérotical est parfaitement visible.

Les ganglions bronchiques sont caséeux ; les poumons congestionnés renferment quelques granulations. Un noyau caséeux dans le lobe supérieur droit.

L'observation suivante présente une grande analogie avec celle de Bouvert, mais elle est peut-être plus instructive encore, parce que l'enfant a survécu trois mois après le début des accidents et qu'à cette époque, malgré la cécité absolue, le nerf optique n'avait pas présenté la moindre trace de névrite.

OBSERVATION II.

Pachyméningite hémorrhagique. Perte rapide et complète de la vue, Début d'atrophie sans aucune trace de névrite trois mois après les premiers accidents. Fausses membranes très-étendues intéressant le chiasma. Encéphalite. Pas d'hydrocéphalie. Un peu de sérosité sanguinolente dans la gaîne du nerf optique, — Service de M. Bouchut.

Mlle Goyer, 4 ans, est conduite le 15 février à la clinique de M. Galezowski. La mère raconte que le 6 janvier elle a eu une crise de convulsions qui a duré trois heures, et quatre jours après une nouvelle crise très-violente.

Les accidents convulsifs ne se sont pas renouvelés, mais depuis cette époque, l'enfant vomit constamment; elle a de la fièvre, souffre beaucoup de la tête; elle est somnolente, mais elle répond avec beaucoup d'intelligence aux questions qu'on lui pose.

Depuis une quinzaine de jours, la mère a remarqué que la vue faiblissait. En ce moment elle est assez profondément altérée pour que l'enfant ne distingue pas la main qu'on lui présente; elle la cherche comme si elle était dans l'obscurité.

Les deux pupilles sont dilatées, le fond de l'œil parfaitement normal.

Le 18 février. La vision est complètement abolie; l'enfant ne distingue pas une lampe placée devant elle; le nerf optique ne présente aucune trace d'altération; les vaisseaux ont leur volume normal.

L'amaigrissement fait des progrès, la céphalalgie est toujours très-vive, l'intelligence n'est pas altérée.

Le 25 mars Je retrouve l'enfant dans le service de M. Bouchut.

L'état général est bon, les accidents cérébraux peu marqués, mais la cécité est toujours absolue.

Le nerf optique ne présente pas encore d'altération appréciable.

Le 6 avril. L'enfant a la rougeole.

Le nerf optique commence à subir la transformation atrophique. La papille présente par place une coloration blanche assez évidente, mais l'altération n'est pas uniforme et elle est en somme très-peu marquée. Les contours de la papille sont parfaitement nets, il n'y a aucune trace d'infiltration. La choroïde est fortement pigmentée dans le voisinage de la papille. Cette disposition est fréquente à l'état physiologique, mais elle ne m'avait pas frappé dans les examens précédents.

L'enfant a succombé le 19 avril à une broncho-pneumonie survenue pendant sa rougeole.

Autopsie. — Les deux feuillets de l'arachnoïde sont tapissés par des fausses membranes qui recouvrent la presque totalité de l'encéphale et s'étendent à la base, jusqu'au chiasma des nerfs optiques. On trouve, dans l'épaisseur de ces fausses membranes, de nombreux foyers hémorrhagiques formés par du sang noir coagulé.

Les caillots se détachent assez facilement, laissant à leur place une tache rouge qui ne disparaît pas sous un filet d'eau et formée par du sang infiltré dans la fausse membrane. Celle qui tapisse la dure-mère est en certains endroits très-mince, presque transparente, et néanmoins assez résistante. Au niveau des foyers d'apoplexie, elle est beaucoup plus épaisse.

Les fausses membranes qui recouvrent la pie-mère sont moins étendues et ne forment pas une couche uniforme. On trouve en outre des suffusions sanguines dans les mailles de la pie-mère et de nombreux foyers disséminés d'encéphalite superficielle.

Le chiasma des nerfs optiques ne présente pas d'altération appréciable au-dessous des fausses membranes qui le recouvrent. Les bandelettes optiques paraissent également saines. Les tubercules quadrijumeaux offrent une coloration gris jaunâtre très-prononcée sans qu'il soit possible de se prononcer sur la nature pathologique de cette coloration.

A part les foyers d'encéphalite superficielle, partout la substance cérébrale est consistante et ne présente à la coupe rien à signaler. Il n'y a pas de liquide dans les ventricules et aucune trace d'hydrocéphalie.

L'espace sous-vaginal des nerfs optiques renferme une petite quantité de sérosité un peu rougeâtre.

Nulle part on ne trouve d'altération tuberculeuse. Broncho-pneumonie double très-étendue.

Il n'est donc pas possible d'expliquer le développement de la névrite par une altération de voisinage de l'expansion intra-crânienne des nerfs optiques et nous croyons que c'est dans l'hydrocéphalie qu'il faut en chercher la cause

§ II. — *Du rôle de l'hydrocéphalie.*

Nous n'avons jamais observé la névrite œdémateuse, avec les caractères que nous lui avons assignés, sans trouver à l'autopsie un épanchement ventriculaire abondant, accompagné presque toujours de l'aplatissement des circonvolutions qui atteste la pression intra-crânienne et d'un ramollissement plus ou moins prononcé de l'encéphale produit par l'œdème de la substance cérébrale.

Dans les douze cas de névrite que nous rapportons, l'hydrocéphalie est toujours signalée, et le plus souvent avec des détails qui annoncent que l'épanchement était très-abondant.

Par contre, lorsque la névrite ne s'est pas développée, le crâne ne renferme souvent guère plus de liquide qu'à l'état normal, mais nous nous hâtons d'ajouter qu'il y a des cas intermédiaires où il y a un certain degré d'épanchement sans névrite. Ce fait n'a rien de surprenant, car nous verrons qu'il faut pour que la névrite apparaisse, que la pression intra-crânienne provoquée par l'hydrocéphalie soit assez prononcée et assez persistante ; or, la seule présence d'une certaine quantité de liquide dans le crâne ne suppose pas toujours ces deux conditions. Il arrive souvent, par exemple, que chez des enfants morts avec une grande gêne de la respiration, comme dans le croup, la bronchite capillaire, les convulsions, on trouve à l'autopsie une grande quantité de sérosité dans les mailles de la pie-mère. Cette sérosité est le résultat de la stase veineuse. Elle se produit vraisemblablement peu de temps avant la mort et ne suppose pas que la pression intra-crânienne ait été augmentée, car on ne trouve pas les circonvolutions aplaties. Bien que la sérosité, infiltrée dans la pie-mère, puisse fuser dans les ventricules, ces faits n'ont rien de commun avec l'hydrocéphalie véritable. Dans la méningite, on peut trouver cette forme d'épanchement, car la mort est souvent précédée d'un état de stertor dans lequel la gêne de la respiration produit dans le crâne une stase veineuse, comme les affections dyspnéïques dont nous avons parlé. L'observation XX peut être citée comme un exemple de ce genre. Elle se rapporte à un enfant atteint de méningite sans névrite et chez lequel on a trouvé à l'autopsie un épanchement séreux assez abondant. Nous trouvons dans l'observation cette remarque faite par M. Archambault, que l'épanchement était plutôt le résultat de la stase veineuse que d'une véritable hydrocéphalie.

On peut observer cependant une hydrocéphalie réelle sans névrite, mais l'épanchement est ordinairement peu abondant et ne s'accompagne ni de l'aplatissement des circonvolutions, ni du ramollissement de la substance cérébrale. Une seule fois nous avons trouvé une hydrocéphalie très-prononcée sans névrite, le dernier examen ophthalmoscopique ayant été fait trente heures avant la mort. Obs. XIX.

Nous pouvons donc conclure : que toutes les fois qu'il y a névrite il y a hydrocéphalie, mais que la réciproque n'est pas vraie, et qu'il peut y avoir une certaine quantité de liquide épanché dans le crâne sans que l'on ait observé de névrite pendant la vie.

L'existence constante de l'hydrocéphalie, dans les méningites qui s'accompagnent de névrite, établit déjà l'importance de l'épanchement ventriculaire et de la tension intra-crânienne sur le développement de l'œdème papillaire, mais cette importance ressortira plus nettement encore de l'étude isolée de certains faits.

Il existe une forme de méningite, que les cliniciens ont caractérisée du nom d'hydrocéphalie aiguë, dans laquelle l'épanchement intra-crânien est la principale, sinon l'unique altération que l'on trouve dansle crâne. Elle peut avoir pour point de départ des granulations tuberculeuses ou de petits tubercules anciens du cerveau, mais les caractères de la méningite proprement dite sont nuls ou peu appréciables. Or, ces cas paraissent les plus favorables au développement de la névrite qui apparaît dès le début et évolue parfois avec une grande rapidité comme l'affection elle-même, car la mort peut survenir le 4e ou le 5e jour.

C'est surtout chez des enfants atteints de lésions tuberculeuses des os, de coxalgie ou de mal de Pott que l'on voit survenir cette forme de méningite. En voici un exemple dans lequel la névrite était déjà bien appréciable quinze heures après le début de l'affection dont l'invasion a été presque subite.

Observation III.

Mal de Pott. Méningite à marche très-rapide (hydrocéphalie aiguë). Névrite optique double. Epanchement ventriculaire, aplatissement prononcé des circonvolutions. Pas d'exsudations dans les méninges. Un peu de liquide dans l'espace sous-vaginal.

Gervaise, 6 ans 1/2. Entrée le 4 mars 1876, salle Sainte-Catherine, service de M. Bouchut.

Il y a dix-huit mois, cet enfant a éprouvé dans les membres des douleurs qui, après avoir disparu pendant un certain temps, sont revenues depuis cinq semaines et la font beaucoup souffrir. Elle présente une proéminence assez marquée de la colonne vertébrale entre la 6e vertèbre cervicale et la 3e dorsale.

Elle a beaucoup de difficultés à se tenir debout, mais lorsqu'elle est étendue, elle remue sans trop de difficultés ses jambes.

L'état général est bon. L'examen des différents organes ne révèle aucune altération.

Le fond de l'œil est normal.

Dans les premiers jours d'avril, les douleurs deviennent plus vives, elles siégent dans tout le corps et les moindres mouvements arrachent des cris à la malade. Pas de fièvre. L'appétit et l'état général restent assez bons.

L'examen des yeux fait à plusieurs reprises depuis l'entrée de la malade n'a rien révélé.

Dans la soirée du 11 avril, l'enfant est prise assez subitement de convulsions et tombe rapidement dans le coma.

Le 12. Au matin, on la trouve sans connaissance et à peu près insensible. Les membres sont habituellement dans un état de résolution complète ; parfois cependant ils présentent un peu de raideur convulsive sans prédominance marquée d'un côté. Raideur de la mâchoire, déviation de la tête à droite. Le pouls et la respiration sont très-ralentis. Temp. 37°,2

Ptosis de l'œil droit. Dilatation des pupilles sans inégalité.

Les globes oculaires sont tantôt en strabisme divergent, tantôt symétriquement divisés à droite.

Les deux papilles sont le siége d'une infiltration assez prononcée qui voile leurs contours. Elles ont une coloration uniformément blanche. Les artères et les veines de la rétine sont peu volumineuses.

Le 13. L'enfant est toujours sans connaissance; elle pousse de profonds soupirs. Les membres présentent quelques secousses convulsives. La sensibilité est en partie conservée, la malade fait quelques mouvements lorsqu'on la pince fortement. Le pouls est assez régulier, 106. La respiration ralentie. Temp. 37°.

La paralysie de la 3e paire est plus prononcée dans l'œil droit. L'infiltration de la papille a augmenté, mais elle conserve sa coloration blanche et les vaisseaux de la rétine, loin de présenter de la dilatation, paraissent plus petits qu'à l'état normal.

Le 14. Le coma se prononce de plus en plus. Temp. 37°,6. Le fond de l'œil n'est pas sensiblement modifié.

Le 15. Au matin, l'enfant est à l'agonie.

Le fond de l'œil présente l'état suivant. La papille est toujours très-infiltrée; elle n'est plus blanche comme la veille, mais assez fortement teintée de rouge et entourée d'un léger cercle gris ardoisé. Elle forme une saillie très-manifeste, appréciable par la facilité avec laquelle on la voit à l'image droite sans le secours d'aucun verre et par un coude que forment les veines en certains points sur ses bords. Les veines de la rétine sont très-dilatées et contrastent sous ce rapport avec l'état des jours précédents. Elles présentent, au niveau de la papille, la particularité suivante. Dans la dépression centrale, à leur point d'immergence, elles ont une coloration noirâtre; sur la papille même une coloration plus claire avec un double contour très-net; immédiatement en dehors du disque papillaire, elles reprennent de nouveau une coloration rouge noirâtre qui pourrait faire croire à l'existence de thromboses.

Nulle part les vaisseaux ne sont recouverts par l'infiltration. Rien dans la rétine. L'enfant a succombé à 11 heures.

Autopsie. — Tubercules des vertèbres. Pachyméningite spinale à la partie supérieure de la région dorsale...

Cerveau. — La pie-mère est injectée et infiltrée dans toute son étendue par un liquide séreux. Nulle part on ne trouve de pus ni d'exsudation. La substance corticale du cerveau ne présente pas de ramollissement inflammatoire. On trouve quelques granulations tuberculeuses très-petites et assez difficiles à découvrir sur la convexité et à la base.

Les circonvolutions sont très-aplaties et les ventricules latéraux renferment une assez grande quantité de liquide.

Les nerfs optiques, le chiasma, les bandelettes et les tubercules quadrijumeaux examinés avec soin ne présentent aucune altération appréciable à l'œil nu.

En somme, les altérations inflammatoires sont à peu près nulles. A part un certain degré d'hyperhémie de la pie-mère, il n'y a que de l'hydrocéphalie dont le développement a été provoqué par la présence de quelques tubercules des méninges.

On pose une ligature sur les nerfs optiques à leur entrée dans l'orbite et les yeux sont enlevés avec précaution par l'intérieur du crâne en conservant l'anneau osseux du trou optique.

L'espace sous-vaginal renferme un peu de sérosité qui forme un léger relief transparent derrière le globe oculaire.

Un noyau caséeux du volume d'une noisette au sommet du poumon droit. Pas de granulations récentes. Rien dans les autres viscères.

Les observations V (Levieux), VI (Chérouvier) et XI (Saintin) ne sont pas moins caractéristiques que celle que nous venons de citer et prouvent jusqu'à l'évidence l'influence de l'hydrocéphalie sur le développement de la névrite, dans la méningite aiguë.

On objectera peut-être que la névrite est relativement rare dans l'hydrocéphalie congénitale. Le fait est vrai, mais il n'a rien qui doive nous surprendre. Pour que l'épanchement puisse provoquer le développement de la névrite, il faut qu'il trouve dans les parois du crâne une résistance suffisante pour modifier les conditions de la circulation cérébrale en augmentant la tension intra-crânienne. Au moment de la naissance, l'enveloppe crânienne est en grande partie membraneuse et se laisse distendre à mesure que le liquide augmente, de telle sorte que le cerveau n'a pas à supporter une compression bien considérable. C'est là sans doute ce qui explique l'innocuité relative de cet épanchement qui, lorsqu'il reste stationnaire, ne s'oppose pas dans une certaine mesure au développement physique ni même au développement intellectuel.

Tout le monde a été frappé, en examinant la tête des jeunes hydrocéphales, de la mollesse des os du crâne qui se laisse déprimer avec la plus grande facilité dans la periode d'accroissement de la maladie. Il n'est pas rare de voir au niveau de la fontanelle antérieure la paroi membraneuse se soulever à chaque contraction cardiaque et laisser voir les battements du cerveau comme si l'organe était à découvert. Ces particularités sont la preuve que la tension intra-crânienne ne saurait être beaucoup augmentée, et elles nous expliquent pourquoi la névrite est peu fréquente dans l'hydrocéphalie proprement dite, c'est à dire lorsque l'épanchement ventriculaire provoque le développement caractéristique de la tête.

On peut toutefois observer l'œdème de la papille chez de jeunes enfants dont le crâne s'est laissé distendre par le liquide. Nous en avons observé plusieurs cas à la consultation de l'hôpital des Enfants. Nous avons vu, entre autres, un petit malade qui présentait une atrophie double assez prononcée avec des traces non équivoques d'infiltration, ce qui prouve que l'atrophie que l'on rencontre quelquefois dans l'hydrocéphalie peut bien n'être que le dernier terme d'une névrite qui passe inaperçue, en raison du peu d'altération de la vue. Lorsque la névrite accompagne l'hydrocéphalie de la première enfance, il s'agit ordinairement d'une hydrocéphalie qui s'est développée un certain temps après la naissance et au début de laquelle on trouve, soit des convulsions, soit la cessation d'un écoulement d'oreille, ou tout autre symptôme qui indique une affection accidentelle. Il est probable que dans ce cas, le développement du crâne n'est pas en rapport avec le liquide épanché, et que la rapidité de l'épanchement est la cause de l'apparition de la névrite.

Si l'hydrocéphalie simple se produit lorsque les os du crâne sont complètement réunis, elle réalise alors les conditions les plus favorables au développement de la névrite œdémateuse, et lorsque la mort ne survient pas trop rapidement, elle revêt tous les caractères des névrites étranglées anciennes, telles qu'on les observe dans les tumeurs cérébrales.

En voici une observation remarquable sur laquelle nous appelons l'attention. Elle se rapporte à une enfant chez laquelle nous avions diagnostiqué une tumeur cérébrale, ainsi que toutes les personnes qui ont eu l'occasion d'examiner la malade.

Observation IV.

Hydrocéphalie simulant une tumeur cérébrale. Névrite optique double, apoplexies de la rétine. Les ventricules sont dilatés par une quantité considérable de liquide. La substance cérébrale est complètement ramollie, mais ne présente aucune autre altération. Hydropisie de l'espace sous-vaginal du nerf optique et dilatation de la gaîne externe.

Histers, 12 ans et demi. Entrée le 8 mai 1876, salle Sainte-Catherine, n° 4. Service de M. Bouchut.

Cette jeune fille a été bien portante jusqu'au mois de février dernier. A cette époque, sans cause connue, elle a été prise de vomissements de bile qui se renouvelaient trois ou quatre fois par jour et de douleurs très-vives au niveau des premières vertèbres dorsales. Ces accidents ont duré sans changement pendant un mois. Alors les douleurs ont cessé pendant une huitaine de jours, mais les vomissements ont persisté, puis les douleurs ont reparu et les vomissements ont changé de caractère, ils étaient surtout composés d'aliments non digérés et de bile.

Actuellement, la malade rend tout ce qu'elle prend. Les douleurs rachidiennes ont été remplacées par des céphalalgies très-intenses. La langue est bonne, pas de gastralgies, les selles sont naturelles. Le corps a beaucoup maigri et l'épiderme est le siége d'une desquamation furfuracée. Il n'y a aucun trouble du mouvement ni de la sensibilité. L'examen des différents organes ne révèle d'autre altération qu'un peu de submatité et d'expiration prolongée sous la clavicule droite. Le pouls est inégal, petit, intermittent. T. 37°.

Le fond de l'œil est normal. La papille offre une teinte rosée uniforme assez prononcée, mais il n'y a aucune trace d'infiltration. Les veines et les artères de la rétine sont d'un petit volume. Les veines présentent vers la périphérie quelques sinuosités peu prononcées comme on en trouve fréquemment dans l'état normal. La vision est bonne ; la malade lit les caractères les plus fins, mais elle dit voir double par moment et avoir des troubles passagers de la vue. On ne constate ni diplopie ni déviation des yeux. Les pupilles sont égales, un peu dilatées.

16 mai. Depuis son entrée à l'hôpital, l'état de la malade est resté sensiblement le même. Elle continue à vomir presque tout ce qu'elle prend, elle souffre toujours beaucoup de la tête et éprouve dans la région occipitale des élancements qui lui arrachent des cris aigus.

Le fond de l'œil, examiné à plusieurs reprises, n'a présenté aucune modification.

Le 18. Rien encore dans le fond de l'œil.

Le 20. Depuis deux jours l'état de la malade s'est aggravé. Les douleurs de tête ont augmenté d'intensité et reviennent par crises pendant lesquelles l'enfant pousse des cris continuels. Dans l'intervalle, elle est très-abattue mais conserve toute son intelligence. La respiration est lente et régulière, le pouls présente toujours quelques intermittences. Pas de fièvre.

Le fond de l'œil, qui était normal il y a deux jours, présente aujourd'hui une névrite bien caractérisée. Les bords de la papille sont complètement voilés par l'infiltration. La papille elle-même a un aspect nuageux et une coloration beaucoup plus blanche qu'avant le développement de la névrite. Les veines ne présentent pas de dilatation notable. On constate dans l'œil gauche, autour de la papille, trois petites hémorrhagies dont la plus volumineuse a les dimensions d'une lentille.

Le 21. De nouvelles apoplexies se sont produites dans les deux yeux. A gauche, il y en a une assez étendue après de la macula. et quelques autres très-petites dans la même région. A droite, il y en a deux dans le voisinage de la papille, ayant le volume d'une lentille et deux plus petites près de la macula A l'image droite, on reconnait une foule de petites apoplexies, difficilement appréciable à l'image renversée à cause de leur petit volume. Les apoplexies les plus volumineuses ont une teinte claire, presque transparente et présentent au centre une partie plus foncée.

La rétine ne présente pas d'autre altération appréciable.

La papille est encore plus complètement voilée par l'infiltration et conserve une coloration blanche.

Le 25. Depuis deux jours, il s'est produit une amélioration dans l'état de la malade Les douleurs sont moins vives et l'abattement moins profond. La respiration est lente et régulière. Le pouls petit et irrégulier. 80. T. 36°,2.

Le fond de l'œil ne présente pas de modifications notables.

Le 10 juin. Les crises violentes de céphalalgie, qui ont précédé et accompagné le développement de la névrite, ne se sont pas reproduites, et l'affection prend de plus en plus les allures de la chronicité. La malade, sans paraître souffrir beaucoup, pousse parfois des cris qui ont les caractères des cris hydrencéphaliques. Les vomissements persistent et rendent l'alimentation difficile, aussi l'amaigrissement fait des progrès rapides.

Les apoplexies de la rétine sont en grande partie résorbées, mais la névrite s'est développée et a changé d'aspect. La papille présente une coloration rougeâtre ; elle est proéminente et sa saillie se reconnait à la facilité avec laquelle on la voit à l'image droite et à la disposition suivante des veines. Outre le coude qu'elles forment sur les bords de la papille, leur coloration présente les particularités suivantes que nous considérons comme un des signes les plus infaillibles de la tuméfaction papillaire. Au centre de la papille, elles ont une coloration foncée, noirâtre, sur la papille même, une coloration claire avec un double contour, sur les bords du disque papillaire, elles redeviennent très-foncées, et quelques-unes en ce point sont presque complètement voilées par l'infiltration. Dans le reste de leur étendue, les veines sont très-dilatées et sinueuses, tandis que les artères sont très-minces.

La rétine ne présente d'infiltration que dans une très-petite étendue autour de la papille.

Le 22. Les anciennes hémorrhagies ont presque complètement disparu, mais il s'en est produit de nouvelles dans les deux yeux. Les signes de l'étranglement papillaire sont de plus en plus prononcés.

La malade distingue encore les caractères ordinaires d'imprimerie.

Il y a par moment un léger strabisme qui disparaît dès que la malade fixe quelque chose.

L'état général est peu modifié. Les vomissements persistent et l'affaiblissement fait des progrès. La malade conserve toute sa connaissance, bien que son intelligence soit notablement affaiblie. Elle prononce parfois des phrases incohérentes.

Le 15 juillet. Les apoplexies rétiniennes ont complètement disparu La névrite présente les mêmes caractères.

La malade tombe dans le marasme, tendance aux eschares.

Le 3 août. Depuis quelques jours, la malade avait des défaillances. Hier, après avoir pris un peu de nourriture, elle a pâli subitement et a succombé en quelques minutes, sans phénomènes convulsifs, sans asphyxie.

Autopsie — Les méninges sont très-anémiées. Les capillaires, aussi bien que les veines de la pie-mère, ne renferment qu'une très-petite quantité de sang, et le cerveau dans son ensemble offre une pâleur qu'on a rarement l'occasion d'observer.

Les circonvolutions sont très-aplaties. Le cerveau est volumineux, mou, fluctuant, et renferme une grande quantité de liquide qui s'échappe par une rupture qui s'est faite au niveau du lobe sphéroïdal droit où les parois du ventricule moyen sont très-amincies.

Tous les ventricules, même le quatrième, sont énormément dilatés, et l'aqueduc de Sylvius forme un canal qui peut recevoir l'index.

La substance cérébrale est partout très-ramollie et forme une bouillie sur laquelle il est impossible de faire des coupes régulières, mais son examen, fait avec le plus grand soin, ne révèle aucune altération appréciable à l'œil nu, autre que le ramollissement. Les méninges ne renferment pas de traces de tubercules. En un mot, on ne trouve aucune tumeur, ni aucune altération inflammatoire à laquelle on puisse rapporter l'hydrocéphalie.

L'œil gauche est enlevé avec précaution par l'intérieur du crâne, le sujet reposant sur sa face. (Le cerveau a été enlevé dans cette position pour prévenir l'écoulement du liquide contenu dans l'espace sous-vaginal du nerf optique.) La gaîne externe est dilatée par du liquide dans toute son étendue en forme de massue, la grosse extrémité répondant au globe oculaire. Le nerf optique à ce niveau paraît avoir trois fois son volume ordinaire par le fait de cette dilatation.

Avant d'enlever l'œil droit par le même procédé, on place le sujet sur le dos et on trouve très-peu de liquide dans l'espace sous-vaginal, parce que la communication avec le crâne était assez facile pour permettre l'écoulement par les seules lois de la pesanteur. La gaîne externe est très-dilatée, et une injection dans l'espace sous-vaginal lui fait prendre la même forme que sur l'œil gauche.

L'absence du liquide dans l'espace sous-vaginal ne prouve donc pas toujours l'absence d'hydropisie lorsque les yeux n'ont pas été enlevés avec certaines précautions. Une ligature posée sur le nerf dans sa position intra-cranienne n'est pas toujours suffisante pour prévenir l'écoulement du liquide.

Un des yeux est ouvert. La papille forme une saillie très-prononcée, ayant deux fois la dimension d'une papille ordinaire, elle a un aspect gris, gélatineux. Les vaisseaux forment sur ses bords un coude bien manifeste. On distingue à la loupe quelques petites taches noirâtres, traces d'anciennes hémorrhagies rétiniennes.

Quelques petits noyaux caséeux dans le sommet du poumon droit, rien dans les autres viscères.

Nous avons vu, dans le service de M. Archambault, un enfant de 14 ans dont la tête, extrêmement volumineuse, avait la configuration spéciale aux hydrocéphales. Chez lui l'affection remontait à la première enfance, mais après être restée stationnaire il y avait eu de nouvelles poussées d'hydrocéphalie dont la dernière avait conduit l'enfant à l'hôpital. Il avait été pris depuis une dizaine de jours de vomissement, de céphalalgie et d'un sommeil invincible. A son entrée, on constate en outre une grande irrégularité de la respiration et du pouls qui sont très ralentis, tous les signes en un mot de la compression cérébrale. Les papilles présentent un certain degré d'atrophie avec un peu l'infiltration péripapillaire et une dilatation des veined caractéristique de l'étranglement. Les jours suivants l'infiltration péripapillaire s'est prononcée, mais la papille en partie atrophiée a conservé son aspect nacré. L'enfant est insensiblement tombé dans le coma absolu et il allait succomber lorsqu'il a été réclamé par ses parents. Bien qu'il reste quelques doutes sur la nature exacte de la maladie, puisque l'autopsie n'a pu être faite, on est autorisé à croire, par la durée de l'affection, par sa marche et par le développement caractéristique de la tête, qu'il s'agissait d'une hydrocéphalie. L'épanchement intra-crânien n'avait pas retenti sur le nerf optique au début, parceque le développement du crâne avait prévenu les effets de la compression cérébrale. Mais dans les poussées ultérieures, les conditions étant changées par suite de la soudure des os, la névrite s'était développée et aboutissait déjà à l'atrophie.

L'influence de l'hydrocéphalie sur le développement de la névrite optique n'est donc pas douteuse, toutes les fois qu'elle trouve dans les os du crâne une résistance suffisante pour modifier la tension intra-crânienne, et son rôle dans la méningite aiguë, en particulier, nous paraît suffisamment prouvé par les faits que nous avons fournis.

§ III. — *Anatomie pathologique du nerf optique atteint de névrite.*

Nous devons compléter l'anatomie pathologique par l'étude des altérations du nerf lui-même, où nous allons trouver une nouvelle preuve de l'origine que nous attribuons à la névrite optique.

Lorsqu'après avoir posé une ligature sur l'extrémité intra-crânienne du nerf optique, ou enlève l'œil par l'intérieur du crâne, en ayant soin de conserver autant que possible l'anneau osseux du trou optique, on trouve constamment, dans les cas de névrite, une hydropisie de l'espace sous-vaginal, qui forme derrière le globe oculaire un renflement ayant dans quelques cas plus de deux fois le volume du nerf. Ordinairement le liquide ne se déplace pas dans la gaîne et l'on est obligé de presser légèrement sur le renflement qu'il forme pour le faire sortir. Cette hydropisie se présente à des degrés très-variables. Nous l'avons trouvée tout aussi prononcée dans des cas de méningite où il n'y avait pas de névrite, et même en-dehors de la méningite, spécialement chez des enfants qui avaient succombé avec une grande gêne de la respiration, dans le croup non opéré, dans le catarrhe suffocant. Du reste, le liquide trouvé à l'autopsie ne donne pas toujours la mesure du degré d'hydropisie qui a existé pendant la vie. Dans la méningite aiguë, où il s'agit de névrites récentes, le liquide se trouve contenu dans un renflement normal de la gaîne externe d'où il n'a pas de tendance à sortir, par suite des adhérences qui existent entre les deux gaines, vers l'extrémité cérébrale du nerf. Dans les névrites anciennes il n'en est plus ainsi ; la communication entre l'espace sous-vaginal et la cavité crânienne est devenue plus large et le liquide peut s'écouler pendant qu'on enlève le cerveau. On ne prévient pas toujours cet écoulement en posant une ligature sur l'extrémité intra-crânienne du nerf. Le moyen le plus sûr est d'enlever le cerveau et de découvrir les yeux, le sujet reposant sur la face comme nous l'avons indiqué dans l'observation IV.

Le nerf optique est quelquefois hyperhémié dans sa portion intra-crânienne, et les vaisseaux qui cheminent le long de la gaîne dans sa portion orbitaire, nous ont paru dans quelques cas, dilatés et plus apparents qu'à l'état normal. Ces modifications sont très-inconstantes et ne paraissent pas avoir une grande valeur. Parfois il nous a semblé qu'en pressant sur le nerf ou faisait suinter sur la surface de section plus de liquide qu'à l'état normal ; mais c'est encore un caractère qui n'existe pas toujours et qui est d'ailleurs d'une appréciation assez difficile.

On retrouve très-bien les altérations de la papille, soit à l'aide d'une loupe, soit à l'œil nu. Sur l'œil normal, la papille se présente à l'autopsie comme pendant la vie sous forme d'un disque rond bien limité. Sur un œil atteint de névrite on ne distingue plus l'anneau sclérotical, la papille paraît beaucoup plus grande, elle a un aspect gélatineux grisâtre, elle est saillante et l'on voit souvent les vaisseaux former un coude prononcé sur ses bords.

Examen microscopique — L'étude histologique a été faite sur des pièces appartenant à quatre malades différents, après durcissement dans l'acide picrique, la gomme et l'alcool. Les coupes ont été colérées par le carmin et montées dans le baume de Canada.

La lésion qui a été trouvée la même dans les quatre cas, à des degrés différents consiste dans la multiplication des éléments lymphatiques, qui, d'après M. Ranvier, existent normalement dans le tissu conjonctif, dont les mailles pour cet auteur, sont de véritables lacunes lymphatiques qui communiquent avec les vaisseaux du même nom.

Ces éléments se retrouvent dans le nerf et la papille, dans la choroïde près de la papille et dans l'espace sous vaginal.

Dans le nerf, ils sont infiltrés dans le tissu conjonctif interfasciculaire et présentent cette particularité importante, qu'ils n'existent que dans l'extrémité périphérique, et qu'ils sont d'autant plus nombreux en général que la partie examinée est plus rapprochée de la papille. Toutefois, ils existent en arrière comme en avant de la lame criblée ; ce n'est qu'à un certaine distance qu'on ne les retrouve plus, et que le nerf a son aspect normal. La rétine dans le voisinage de la papille présente les mêmes caractères.

Dans l'espace de Schwalbe, c'est près de la gaîne interne que les éléments lymphatiques existent en plus grande abondance.

M. Chambard a en outre constaté la réplétion des capillaires sanguins du nerf optique et des parties de la choroïde qui avoisinent la papille, mais il est à remarquer que cette hyperhémie était surtout très-prononcée dans l'œil où les éléments lymphatiques étaient le moins nombreux.

D'après M. Renaut, la présence de ces éléments lymphatiques dans les mailles du tissu conjonctif est caractéristique de l'œdème. Si on les observe dans l'œdème qui accompagne les processus inflammatoires francs, on les retrouve avec les mêmes caractères dans l'œdème simple et dans l'œdème passif.

M. Chambard est arrivé à la même conclusion; il résume ainsi son examen ;

« Congestion et œdème du nerf optique près de la papille et de la papille elle-même. »

Ainsi, les lésions microscopiques qui sont celles de l'œdème et qui se limitent à l'extrémité périphérique du nerf, présentent les caractères de la névrite ascendante que l'on observe dans différentes affections où la tension intra-crânienne se trouve augmentée.

§ IV. — *Nature de la névrite optique.*

En résumé, la névrite optique dans la méningite aiguë est caractérisée : par l'œdème de la papille, par des phénomènes d'étranglement, par son apparition simultanée dans les deux yeux et par son développement parfois très-rapide. Anatomiquement, par l'absence de rapport entre la lésion des nerfs optiques et les altérations cérébrales qui peuvent les intéresser dans leur parcours intra-crânien, par la présence constante de l'hydrocéphalie, par l'hydropisie de l'espace sous-vaginal, par les altérations microscopiques de l'œdème et par la limitation de ces altérations à l'extrémité périphérique du nerf.

Ce sont là, on le voit, autant de caractères qui rapprochent la névrite optique de la méningite aiguë de celle qu'on observe dans les tumeurs cérébrales et les différentes causes de compression intra-crânienne.

Nous aurions à rechercher par quel processus l'hydrocéphalie peut retentir sur le nerf optique, mais l'étude de cette question exigerait de longs développements, nécessités par les théories qui ont été émises sur l'influence de la pression intracranienne, et reléguerait au second plan le sujet principal de cette thèse. Aussi nous réservons-nous d'en faire l'objet d'un travail spécial.

Nous dirons seulement ici, que selon nous, l'œdème de la papille qui caractérise la névrite optique dans l'hydrocéphalie, est de même nature que l'œdème cérébral qui se produit dans les mêmes conditions et qu'il est le résultat de la gêne de la circulation lymphatique.

Les cas de névrite que nous avons observés à leur début, nous autorisent à conclure sans hésitation, que l'œdème de la papille n'est pas le résultat de la stase veineuse, quel que soit le mécanisme par lequel elle se produise. Nous avons fait remarquer que l'œdème peut apparaître d'emblée, sans modification vasculaire préalable, et que si l'on observe habituellement dans la méningite aiguë un certain degré de dilatation des veines de la rétine, elle se rencontre aussi bien dans les cas où la névrite ne doit pas se développer que lorsqu'elle doit apparaître. La dilatation et les flexuosités des veines, l'hyperémie passive de la papille, sont des phénomènes secondaires et le résultat de l'étranglement du nerf œdématié sur l'anneau sclérotical.

Le rôle que l'on a fait jouer à l'hydropisie de l'espace

sous-vaginal du nerf optique nous paraît exagéré, surtout en ce qui concerne son influence mécanique.

La présence des mêmes lésions dans le nerf et dans l'espace lymphatique qui sépare les deux gaînes, doit être prise en sérieuse considération, mais elle ne suppose pas nécessairement que cet espace soit la voie par laquelle l'affection cérébrale retentit sur le nerf optique ; elle prouve seulement qu'il ressent comme le nerf les effets de l'hydrocéphalie et de la stase lymphatique.

Cette hydropisie ne pourrait avoir de signification qu'autant que les lymphatiques du nerf se rendraient dans le crâne par l'intermédiare de l'espace de Schwalbe, qui communique non pas avec la cavité aracnoïdienne, comme la plupart des auteurs le prétendent, mais avec l'espace sous-arachnoïdien.

Manz (1) paraît admettre en effet que liquide refoulé de la cavité crânienne dans l'espace sous-vaginal peut pénétrer jusque dans la papille et l'intérieur de l'œil, mais la démonstration reste à faire, car personne n'a pu établir expérimentalement cette communication, même en pratiquant des injections à une pression bien supérieure à celle qui dans la cavité crânienne est compatible avec la vie.

La communication admise par Schmidt avec la lame criblée seulement, est elle-même contestée. Si quelques lymphatiques traversent la gaine interne pour se rendre dans l'espace de Schwalbe, ils sont en petit nombre et la communication principale avec la cavité crânienne se fait par le nerf lui-même. D'après Key et Retzius, les canalicules lymphatiques du nerf optique se rendraient, comme ceux du cerveau, dans l'espace sous-arachnoïdien et communiqueraient avec les gaînes lymphatiques qui enveloppent

(1) Loco citato

les vaisseaux de la pie-mère. On s'explique très-bien, par cette disposition, que le nerf ressente les effets de l'hydrocéphalie comme l'encéphale lui-même dont il peut être considéré comme un prolongement intra-orbitaire, et il est probable que l'œdème qui caractérise la névrite se produirait tout aussi bien, si l'espace de Schwalbe n'existait pas.

Quant à la limitation des altérations à l'extrémité périphérique du nerf, elle trouve aussi une explication satisfaisante dans l'hypothèse d'un œdème lymphatique. La gaîne interne et les tractus fibreux qu'elle envoie dans l'intérieur du nerf font l'effet d'un bandage compressif qui empêche la production de l'infiltration dans le nerf lui-même, tandis qu'il la favorise dans son extrémité occulaire. Les choses se passent ici comme sur un membre infiltré, où par une compression méthodique on peut faire disparaître l'œdème et prévenir les troubles trophiques qui, à la longue, prennent tous les caractères d'une véritable inflammation chronique (1).

Au point de vue de sa nature, l'œdème du nerf dans la névrite optique doit être rapproché non pas de l'œdème séreux par stase sanguine, mais de l'œdème d'origine primitivement lymphatique, produit par un obstacle siégeant dans le canal thoracique, les ganglions ou les gros troncs lymphatiques. Bien qu'il ne soit pas toujours possible de donner une limite précise aux caractères histologiques de ces deux formes d'œdème, car le système lymphatique ne tarde pas à se prendre quand l'œdème par stase sanguine se prolonge, il n'est pas sans intérêt de les distinguer, surtout au point de vue des alté-

(1) Voyez au sujet de ces troubles trophiques l'excellente thèse de M. Renaut : Contribution à l'étude anatomique et clinique de l'érysipèle et des œdèmes de la peau, 1874, pp. 34 et suiv.

rations consécutives, l'œdème lymphatique confinant peut-être de plus près à l'inflammation que l'œdème séreux ordinaire.

Ajoutons que, selon toute probabilité, la névrite optique se développe par un processus semblable dans beaucoup d'autres affections intra-crâniennes. Dans les tumeurs, en particulier, l'hydrocéphalie qui en est une complication fréquente pourrait bien être l'intermédiaire obligé entre l'affection cérébrale et celle du nerf optique.

OBSERVATIONS.

Observation V.

Méningite tuberculeuse. Névrite optique double. Altérations inflammatoires peu prononcées, sans granulations méningées. Hydrocéphalie. Hydropisie de la gaîne du nerf optique. (Obs. recueillie par M, Boissier, interne).

Levieux (Emile), 9 ans, entré le 8 avril 1876, salle Saint-Jean, nº 10. Service de M. Labric.

Sujet à des névralgies péri-orbitaires du côté gauche depuis 3 ans. Depuis 15 jours, céphalalgie plus vive, constipation, agitation la nuit.

9 avril. Le malade présente les mêmes symptômes. Le pouls est régulier, 84 p. T. S. 38. L'enfant a toute sa connaissance.

Le 10. L'état est à peu près le même, mais la somnolence est plus prononcée. T. S. 38,8.

Le 12. Irrégularité du pouls. Respiration suspirieuse, hyperesthésie cutanée, taches méningitiques, pupilles dilatées insensibles à la lumière. T. S. 38,6.

Le 14. Coma. Pupilles très-dilatées, respiration accélérée, pommettes rouges. T. S. 38,6.

Le 15. Strabisme, fréquence du pouls. Le coma persiste. T. S. 39,6.

Le 16. Même état. Souffle et submatité à la base du poumon gauche en arrière. T. S. 39.

Le 18. Même état. Irrégularité des pupilles. T. S. 39,4.

Le 19. L'enfant est toujours dans le coma, on n'a noté dans le cours de la maladie, ni convulsions, ni paralysies. Cris hydrencéphaliques. T. S. 38,8.

Le 20. Mort à 1 heure de l'après-midi, sans phénomènes nerveux.

Examen ophthalmoscopique. Le 12, on constate une névrite double, caractérisée par une infiltration blanche de la papille dont les bords sont diffus. Les veines sont volumineuses, sans sinuosités prononcées. Nulle part l'infiltration ne recouvre les vaisseaux. Pas de tubercules de la choroïde.

Le 14. L'infiltration a beaucoup augmenté et les papilles ont une teinte rouge prononcée due au développement de petits vaisseaux.

A droite, les veines sont dilatées et présentent une coloration uniforme. Les artères sont petites. A gauche, les sinuosités des veines sont assez accusées, de plus, elles présentent des alternatives de coloration claire et foncée, simulant des thromboses. En deux endroits, et spécialement à leur point d'émergence au centre de la papille, les vaisseaux son recouvert d'un léger nuage blanchâtre qu'on apprécie bien à l'image droite. Les artères sont également très-petites dans l'œil gauche.

Autopsie. Hyperhémie irrégulière des méninges. Peu de liquide infiltré dans les mailles de la pie-mère, aplatissement des circonvolutions. Les ventricules sont très-dilatés par le liquide et leurs parois sont ramollies. La voûte à trois piliers est réduite en bouillie. Nulle part on ne trouve de granulations bien caractérisées. Ni les méninges de la base, ni celles de la convexité ne renferment d'exsudats, on ne trouve qu'une petite plaque grisâtre sur le vermis supérior du cervelet.

M. Labric fait remarquer que la méningite est très-peu prononcée e que la lésion dominante est *l'hydrocéphalie aiguë.*

Dilatation de la gaîne du nerf optique par du liquide qui forme un renflement derrière le globe oculaire. Le liquide ne se déplace pas sous la seule influence de la pesanteur.

Pas de granulations tuberculeuses dans les poumons ni dans les autres viscères.

Un ganglion bronchique caséeux.

Observation VI.

Hydrocéphalie aiguë. Névrite optique double. Grande quantité de liquide dans les ventricules. Altérations inflammatoires nulles dans les méninges et le cerveau. Un petit tubercule ancien. Peu de liquide dans la gaîne du nerf optique. (Obs. recueillie par M. Boissier, interne).

Chérouvier (Victor), 7 ans, entré le 6 avril 1876, salle Saint-Jean. Service de M. Labric.

Malade depuis 17 jours. Vomissements, céphalalgie, somnolence.

6 avril. A son entrée, l'enfant est dans un état voisin du coma, ses pupilles sont dilatées, le pouls régulier. T. S. 38,4.

Le 7. La peau est très-chaude et couverte de sueur, la face est rouge, le pouls très-rapide, régulier et filiforme, rien dans la poitrine. L'enfant est dans le coma. T. S. 40,4.

Le 8. L'enfant succombe à 4 heures du matin, sans phénomènes convulsifs.

Examen ophthalmoscopique. — Le 7 avril. Infiltration blanche des deux papilles dont les contours sont diffus ; elle est plus prononcée à gauche où elle recouvre un peu les vaisseaux à leur point d'émergence de la papille, sous forme d'un voile léger dont les contours sont bien limités. La papille ne présente ni rougeur, ni vascularisation. Les veines ne sont pas très-larges, mais elles forment des sinuosités assez prononcées, leur coloration est uniforme. Les artères sont minces. Pas de tubercules de la choroïde.

Autopsie. — Les circonvolutions sont très-aplaties. Congestion veineuse de la pie-mère. Grande quantité de liquide distendant les ventricules latéraux. Ramollissement considérable de la substance cérébrale. Nulle part on ne découvre de granulations tuberculeuses récentes, mais à la face inférieure du cervelet, à gauche et en arrière, on trouve immédiatement au-dessous de la pie-mère un tubercule jaunâtre du volume d'une petite lentille, enfoncé dans la substance cérébrale dont on l'isole facilement. Autour de ce tubercule, quelques granulations jaunâtres ayant l'aspect caséeux du tubercule lui-même et ne s'étendant pas au-delà de 1 centimètre. C'est la seule altération tuberculeuse que l'on trouve dans le cerveau. Les méninges ne présentent aucune trace d'exsudation. En somme, les altérations inflammatoires sont à peu près nulles.

Ganglions bronchiques caséeux, poumons très-congestionnés, tubercules caséeux anciens à droite. Pas de granulations récentes dans les poumons ni dans les autres viscères.

Les deux gaînes des nerfs optiques renferment une petite quantité d'un liquide transparent qui ne forme pas de renflement très-prononcé. La gaîne externe paraît un peu dilatée.

Observation VII.

Méningite tuberculeuse. Névrite optique double. Tubercules de la choroïde. Hydrocéphalie, exsudats de la base. Hydropisie de la gaîne du nerf optique.

Caquet, 8 ans, salle Sainte-Catherine, n° 21. Service de M. Bouchut. Entrée le 24 février 1876. Cette enfant a la fièvre depuis 8 jours avec des douleurs de tête à crier. Elle a de la somnolence et pousse de profonds soupirs. Depuis son entrée elle n'a pas vomi, elle a eu une garderobe naturelle. Le pouls est lent, irrégulier et intermittent. La peau est modérément chaude. T. M. 39, T. S. 38,5.

25 février. L'enfant tousse un peu, pas de râles dans la poitrine. Elle est toujours très-assoupie et présente du strabisme. T. M. 38,8, T. S. 38,5.

Les papilles sont rouges et un peu troublées, leurs contours sont encore assez distincts, si ce n'est à gauche où le bord de la papille est diffus à la partie interne et inférieure, dans un tiers de son étendue. Les veines sont assez volumineuses mais ne présentent pas de sinuosités.

Le 26. Respiration inégale, strabisme, sueurs à la tête, ventre déprimé. Pouls 108, T. M. 38,6.

Le 28. L'enfant pousse des cris fréquents, le pouls est moins irrégulier.

La névrite est bien développée dans les deux yeux. Les papilles sont rougeâtres, œdémateuses, à contours diffus et entourées d'un cercle gris ardoisé surtout prononcé au côté externe.

Leur saillie s'accuse par la facilité avec laquelle on les voit à l'image droite et par un coude que forment les veines sur les bords. Ces dernières sont claires, larges, comme aplaties, avec un double contour bien net sur la papille même, tandis que sur ses bords elles prennent une coloration rouge foncé. Sur la rétine, elles présentent des sinuosités très-prononcées et des alternatives de coloration claire et foncée, simulant des thromboses. Les artères sont très-petites.

Il y a un tubercule choroïdien dans chaque œil.

1er mars. L'enfant est sans connaissance, poussant de profonds soupirs. Le pouls est excessivement rapide, toujours du strabisme.

L'enfant a succombé le 2 mars, à 5 heures du soir.

Autopsie. — 4 mars. Les circonvolutions sont aplaties et le cerveau distendu par une grande quantité de liquide.

Il n'y a pas de caillots dans les sinus ni dans les veines méningées.

La pie-mère est très-congestionnée et renferme quelques granulations tuberculeuses. La pie-mère de la base du cerveau est le siége d'une infiltration séreuse opaline, surtout abondante au niveau de l'espace interpédonculaire. Quelques exsudats purulents à la base sur la face supérieure du cervelet et sur la convexité des hémisphères.

Les ventricules cérébraux sont distendus par une grande quantité de sérosité, leurs parois sont ramollies. Dans le corps strié du côté droit, on trouve des foyers de ramollissement avec un pointillé d'apoplexie capillaire. Le même pointillé hémorrhagique existe sur le côté gauche de la protubérance et le pédoncule cérébelleux. Autour de ces foyers, la substance cérébrale est légèrement jaunâtre. Il n'y a pas de tubercule cérébral.

Les poumons sont congestionnés et couverts de granulations grises ransparentes qu'on retrouve également dans le foie, la rate et les reins.

La gaine du nerf optique est distendue par du liquide et présente au niveau du bulbe un renflement assez prononcé.

Observation VIII.

Méningite tuberculeuse. Névrite optique. Apoplexies péri-papillaires. Hydrocéphalie. Hydropisie de la gaîne du nerf optique. Exsudations de la base.

Morin, 7 ans. Entrée le 15 juin, salle Sainte Catherine n° 24, service de M. Bouchut.

A son entrée, cette enfant est plongée dans un assoupissement profond, mais répond encore quelques mots aux questions qu'on lui adresse. Le pouls est petit et irrégulier. La respiration lente assez régulière. Constipation, vomissements, ventre rétracté, soupirs, changement de coloration du visage, T. S. 37.

Un premier examen du fond de l'œil, fait le soir même de l'entrée à l'hôpital, permet de constater les signes d'une névrite double à son début, caractérisée par de la rougeur et un peu de trouble de la papille dont les contours sont encore cependant assez nets. Les veines sont dilatés et sinueuses en quelques points.

Le 17. La névrite est plus prononcée. La papille est trouble, noirâtre, ses contours sont voilés par l'infiltration et autour d'elle commence à se dessiner une zone d'un gris ardoisé qui varie souvent l'éclairage et qu'on ne retrouve pas à l'image droite.

Le 18. Pouls petit, régulier 120. Respiration lente, irrégulière 28. T. S. 40, M. 38,8. Strabisme divergent. Coma absolu.

La névrite a fait encore des progrès. La saillie de la papille est maintenant très-appréciable à l'image droite. Les veines offrent la disposition suivante. Elles sont dilatées avec des sinuosités très-prononcées. En certains points leur coloration est rouge clair et on leur distingue un double contour ; en d'autres elles présentent une teinte foncée noirâtre qui pourrait faire croire à l'existence de thromboses.

Dans la dépression centrale de la papille, la coloration des veines est noire et les vaisseaux sont voilés par un léger nuage. Sur la papille on leur distingue un double contour et leur coloration est rouge clair.

Enfin, immédiatement en dehors du disque papillaire, elles prennent de nouveau une teinte foncée et sont recouvertes par l'infiltration. Cette disposition s'explique par la saillie de la papille.

Les artères sont petites. Sur le bord externe de la papille gauche, il s'est produit une toute petite hémorrhagie qui n'est bien visible qu'à l'image droite.

Le 19. L'enfant est toujours dans le coma. Cris hydrencéphaliques. Pouls très-fréquent, petit, incomptable. T. S. 41,2

Il s'est produit à la partie supérieure de la papille gauche (image renversée) une nouvelle hémorrhagie du volume d'une grosse tête d'épingle.

L'enfant a succombé à 2 heures 30 sans convulsions.

Autopsie. — Il s'échappe à l'ouverture du crâne une assez grande quantité de liquide. Les circonvolutions de la convexité sont un peu aplaties. La pie-mère est infiltrée de sérosité opaline, transparente. Dans les scissures de Sylvius on trouve une exsudation jaunâtre qui se prolonge jusque dans l'espace interpédonculaire.

Sur la convexité des hémisphères existent quelques granulations tuberculeuses. Le cerveau n'a pas sa consistance normale. Le corps calleux se déchire facilement. La voûte à trois piliers est ramollie. Les ventricules ne sont pas très-dilatés. Le plexus choroïde gauche est criblé de granulations tuberculeuses tandis que le droit n'en renferme qu'un petit nombre. Pas d'altération des tubercules quadrijumeaux ni des bandelettes optiques appréciable à l'œil nu.

On ne trouve qu'une petite quantité de sérosité dans l'espace sous-vaginal des deux côtés, plus considérable cependant qu'à l'état normal.

Les papilles sont saillantes, tumfiées de manière à recouvrir l'anneau sclérotical qu'on ne distingue plus, et présentent un aspect gélatineux un peu opaque. On retrouve, avec une loupe, dans la rétine de l'œil gauche, les hémorrhagies observées pendant la vie. Dans l'œil droit il en existe une plus volumineuse qui a dû se produire peu de temps avant la mort.

Observation IX.

Méningite tuberculeuse. Névrite optique double, apoplexie de la rétine. Diminution de l'infiltration papillaire coïncidant avec une amélioration de l'état général. Hydrocéphalie, hydropisie de l'espace sous-vaginal du nerf optique (Obs. recueillie par M. Decaudin, interne).

Gérardin (Louis) 4 ans, entré le 21 juillet 1876, salle Saint-Louis, n° 2, service M. Archambault.

L'enfant est malade depuis huit jours. Il a été pris par des vomissements, il a de la constipation, hier il a eu des convulsions.

A son entrée à l'hôpital il est dans un état voisin du coma. Raideur des membres, tremblement convulsif des mains, mâchonnements, profonds soupirs, respiration entrecoupée, pouls fréquent, irrégulier. T. S. 38,8.

22 juillet. L'enfant est dans le coma. Pas de selles. T. S 39,4.

Le 24. L'enfant est plus agité que les jours précédents; il est toujours sans connaissance.

Le 25. Rougeurs passagères de la face. Persistance de la constipation malgré l'administration du calomel. Coma. T. S. 38,2.

Le 26. L'enfant est moins absorbé, il peut répondre à quelques questions, il a demandé sa mère. T. S. 38.

Le 27. Le malade est retombé dans le coma absolu. Pouls fréquent, petit, irrégulier. T. 40.

Mort à 11 heures du soir.

Examen ophthalmoscopique. — Le 22 juillet. L'enfant est dans le coma. Le fond de l'œil présente les signes d'une névrite encore peu prononcée. La papille est trouble, œdémateuse, rougeâtre, mais ses contours sont assez distincts. Les veines sont dilatées sans flexuosités. Léger cercle grisâtre autour de la papille. Les altérations sont les mêmes dans les deux yeux.

Le 23. La névrite est très-accusée dans les deux yeux, plus prononcée à gauche. La papille est très-infiltrée, d'un blanc grisâtre, moins rouge que la veille. L'anneau sclérotical est complètement recouvert par la papille tuméfiée dont les contours sont indistincts. Les veines sont très-dilatées, à gauche surtout où elle présentent un léger coude sur les bords de la papille. Sur le disque papillaire, elles sont plus larges, comme aplaties, on leur distingue nettement un double contour qu'on ne retrouve plus sur les bord de la papille où leur coloration est plus foncée.

Cercle gris ardoisé autour de la papille à l'image renversée. On fait varier son aspect en déplaçant la lentille et on ne le retrouve pas à l'image droite.

Le 26. Je suis frappé du changement qui s'est opéré dans le fond de l'œil où la névrite est manifestement moins prononcée qu'au moment de mon dernier examen fait le 23. La sœur du service me dit que l'enfant a été beaucoup moins absorbé, qu'il a demandé sa mère et que dans la journée il a répondu à quelques questions.

Autopsie. — Il s'échappe, à l'ouverture du crâne, une grande quantité de liquide. Le cerveau est ramolli, les méninges sont le siége d'une hyperhémie considérable. Suffusions sanguines dans les mailles de la pie-mère. Pas d'exsudations purulentes, si ce n'est sur le vermis supérior du cervelet où l'on en trouve une petite, longue de un centimètre, à une distance de trois centimètres des tubercules quadrijumeaux. Granulations tuberculeuses très-nombreuses dans les scissures de Sylvius. Sur la convexité on en trouve quelques-unes plus volumineuses jaunâtres et paraissant plus anciennes.

L'espace interpédonculaire et les parties qui environnent le chiasma sont infiltrés de sérosité transparente. Le chiasma et les bandelettes optiques ne présentent pas d'altération appréciable à l'œil nu.

Les ventricules sont très-dilatés, le corps calleux et la voûte à trois piliers complètement ramollis.

La gaine externe des nerfs optiques est soulevée par une assez grande quantité de liquide qui cependant ne remplit pas complètement l'espace sous-vaginal où il se déplace assez facilement.

Les nerfs optiques laissent suinter à la pression une assez grande quantité de liquide. Leur couleur n'est pas modifiée. L'œil gauche est ouvert. La papille fait une saillie très-prononcée, elle a un aspect gélatineux grisâtre, on ne distingue pas l'anneau sclérotical.

Entre la papille et la macula, une hémorrhagie rétinienne du volume d'une petite tête d'épingle. Pas de tubercules de la choroïde.

Observation X.

Méningite. Névrite optique double. Tubercules anciens de la choroïde. Hydrocéphalie. Tubercules anciens dans le cerveau. Pas de granulations récentes. Pas d'exsudations ni de pus dans les méninges. Hydropisie de la gaîne du nerf optique. (Obs. recueillie par M. Boissier, interne).

Boucher (Antoine), 4 ans, entre le 22 Mars 1876, salle Saint-Louis n° 27, service de M. Labric.

Cet enfant a fait une chute sur la tête il y a 18 mois Son père est mort phthisique.

Le 18 mars, il a été pris de maux de tête, de fièvre et nausées.

Depuis il vomit tous les jours, il est constipé, il a du strabisme.

Le 22. Au soir, l'enfant est très-abattu, le pouls est irrégulier. Rien dans la poitrine, un vomissement dans la soirée. T. S. 37,5.

Le 23. L'enfant est moins assoupi que la veille. Dans la journée il a eu une selle et un vomissement. Pouls irrégulier. Respiration calme et régulière. T. M. 37,6. Calomel 0,10.

Le 24. Même état. T. M. 37.

Le 25. Le malade est toujours sans connaissance. La respiration est devenue irrégulière comme le pouls. P. 72, R. 16, T. M. 37,6, S. 39.

L'enfant a du strabisme mais la déviation des yeux n'est pas constante ni toujours la même.

L'examen ophthalmoscopique révèle l'existence d'une névrite optique double caractérisée par une infiltration blanche très-prononcée de la papille, sans rougeur ni vascularisation. Les veines sont assez volumineuses sans flexuosités.

On trouve dans chaque œil, dans le voisinage de la macula, des altérations qui paraissent être de nature tuberculeuse. On diagnostique une névrite récente produite par une méningite et deux tubercules anciens de la choroïde, correspondant probablement à des tubercules anciens des méninges ou du cerveau.

Le 26. Même état. T. 38,2. L'état du fond de l'œil est le même, le névrite n'a pas changé de caractère, les papilles sont toujours infiltrées et blanches, les veines modérément dilatées.

Le 27. La face se congestionne facilement. L'enfant est moins assoupi. T. M. 37,6.

Le soir la fièvre est vive 40,6. L'enfant peut répondre à quelques questions. Submatité et respiration soufflante dans le sommet gauche.

Le 28. Le malade a été trés-agité pendant la nuit. Il pousse des cris, T. 37,5.

Le 29. Au matin, mort.

Autopsie. — Le cerveau est volumineux, mou et renferme une grande quantité de liquide. Les circonvolutions sont aplaties.

Les méninges sont le siége d'une hyperhémie assez intense. Pas d'exsudats ni de granulations tuberculeuses récentes. Sur la face supérieure du cervelet, trois tubercules anciens, du volume d'une petite noisette, placés immédiatement sous la pie-mère. Le plus rapproché des tubercules quadrijumeaux en est à un centimètre et demi de distance

Léger renflement transparent de la gaine du nerf optique derrière le globe oculaire, formé par le liquide épanché dans l'espace sous-vaginal.

Noyaux caséeux dans les sommets des poumons qui sont très-congestionnés sans pneumonie. Pas de granulations récentes dans les viscères.

Observation XI.

Méningite tuberculeuse chez une enfant atteinte de coxalgie. Névrite optique double. Hydrocéphalie considérable. Peu d'altérations inflammatoires. Hydropisie de la gaîne du nerf optique.

Saintin Zélie, 8 ans, salle Sainte-Elisabeth, n° 1, service de M. Jules Simon.

Cette malade, atteinte depuis longtemps de coxalgie, a été prise vers le 10 juillet de fièvre et d'embarras gastrique, accidents qu'on a rapportés à de la septicémie et au développement d'un vaste abcès par congestion. L'abcès a été ouvert et le même état a persisté.

Les jours suivants la constipation se prononce, l'enfant se plaint de sa tête et pousse des cris continuels.

Le samedi 15 juillet. La malade tombe dans l'assoupissement qui prend insensiblement les caractères du coma. La constipation persiste. Le pouls est très-lent et intermittent. La respiration lente et irrégulière. Les phénomènes méningitiques s'accusent de plus en plus et l'enfant succombe dans le coma le 20 juillet, cinq ou six jours seulement après l'établissement confirmé de la méningite.

Examen du fond de l'œil. — Un premier exament pratiqué le lundi 17 juillet permet de constater un léger trouble de la papille qui est blanche sans trace d'hyperhémie et dont les contours sont encore assez nets. Les veines sont dilatées sans présenter de sinuosités.

Le 18. La névrite est très-prononcée. L'anneau sclérotical qui limite la papille est voilé par l'infiltration. La papille est œdémateuse avec une légère teinte rougeâtre. La sallie s'accuse par un léger coude que forment les veines sur son bord et par la facilité avec laquelle on la voit à l'image droite. Les veines sont dilatées et présentent des sinuosités en quelques points Autour de la papille on constate un cercle gris ardoisé qu'on ne retrouve pas à l'image droite. La névrite est également prononcée dans les deux yeux. Pas de tubercules dans le fond de l'œil.

Autopsie. — Hyperhémie assez considérable des méninges. Liquide séreux infiltré dans les mailles de la pie-mère. On trouve une seule exsudation jaunâtre du volume d'une lentille sur le vermis supérior du cervelet à 2 centimètres de distance environ des tubercules quadrijumeaux. Pas d'exsudations à la base. Rien dans le voisinage des bandelettes optiques. Quelques granulations tuberculeuses en petit nombre sur la convexité. L'hydrocéphalie est considérable et le cerveau très-mou. Le corps calleux, la voûte à trois piliers surtout, sont réduits en bouillie. Les ventricules latéraux sont énormément dilatés et leurs parois ramollies.

L'espace sous-vaginal renferme très-peu de liquide ; il n'y a pas de renflement rétro-bulbaire. La gaîne externe paraît dilatée mais n'est pas distendue par le liquide. Un œil est ouvert. On constate la saillie et l'état gélatineux de la papille qui recouvre l'anneau sclérotical qu'on ne distingue pas.

Les poumons sont congestionnés mais ne renferment pas de granulations tuberculeuses. On n'en trouve pas non plus dans les autres viscères.

Observation XII.

Méningite tuberculeuse. Névrite optique double. Hydrocéphalie considérable. Exsudats nombreux de la base. Hydropisie de la gaîne du nerf optique. Service de M. Labric. (Obs. recueillie par M. Boissier, interne du service).

Feray (Louis), 3 ans 1/2, entre à la salle Saint-Jean le 31 juillet 1876. La maladie a débuté il y a huit jours, à la suite de la cessation d'un écoulement d'oreille, par des vomissements, de la constipation et de la somnolence.

A son entrée l'enfant est dans le coma. Les pupilles sont dilatées, insensibles à la lumière. le ventre retracté, la respiration lente, le pouls petit et irrégulier. T. S. 39,4.

1er août. L'enfant est toujours dans le coma, il n'a pas eu de selles. Quelques convulsions. T. M. 39.

Examen ophthalmoscopique. — Névrite optique double très-prononcée, caractérisée par l'œdème et la tuméfaction de la papille dont les contours sont diffus. Sa coloration est d'un blanc rougeâtre. Autour de la papille un cercle gris ardoisé, dont l'intensité varie suivant l'éclairage et le déplacement de la lentille et qu'on distingue à peine à l'image droite.

Les veines sont dilatées, sinueuses, formant un léger coude sur le bord de la papille, et présentant sur plusieurs parties de leur trajet, au niveau des sinuosités une coloration noirâtre qui pourrait faire croire à des thromboses. Les artères sont petites. Il n'y a pas de tubercules.

Le 2. L'enfant a succombé ce matin à quatre heures dans les convulsions.

Autopsie. — Le cerveau est ramolli, sa surface est congestionnée. Il s'échappe des ventricules une quantité énorme de liquide. Exsudats nombreux à la base, granulations tuberculeuses au niveau des scissures, on en trouve quelques-unes sur la convexité. Sur le lobe occipital droit, quelques tubercules anciens, du volume d'une lentille, groupés ensemble au milieu d'un foyer de substance cérébrale ramollie. On trouve un tubercule semblable sur le cervelet.

Les ventricules sont très-dilatés. Le corps calleux et la voûte à trois piliers sont réduits en bouillie. Ganglions bronchiques tuberculeux ; quelques granulations dans les poumons.

La gaîne externe du nerf optique est distendue par une assez grande quantité de liquide accumulé derrière le globe oculaire où il forme une saillie qui représente deux fois environ le volume du nerf optique.

Un des yeux est ouvert. On ne distingue pas le contour sclérotical de la papille qui est très-saillante et présente un aspect gélatineux un peu opaque. Pas de granulations tuberculeuses.

Observation XIII.

Méningite tuberculeuse, Début de névrite dix heures avant la mort. Hydrocéphalie modérée. Hydropisie de la gaîne du nerf optique. Quelques exsudations de la base. Service de M. Labric, obs. recueillie par M. Boissier, interne.

Charpentier, 2 ans, entre le 13 décembre 1876, salle Saint-Jean, n° 52. La maladie a débuté il y a huit jours par des vomissements et de la onstipation, sans convulsions et avec peu de fièvre.

A son entrée l'enfant a toute sa connaissance, il vomit, il a peu de fièvre. Le pouls présente quelques intermittences. Les papilles sont égales, modérément dilatées et l'iris peu sensible à l'action de la lumière.

Le 16. L'enfant a un peu de somnolence, mais il conserve toute sa connaissance et se débat violemment pendant l'examen ophthalmoscopique qui ne revèle qu'un peu de rougeur de la papille et une dilatation peu prononcée des veines sans sinuosités.

Pouls régulier, 140. Respiration précipitée, régulière, 56.

Le 16. Au soir, l'enfant est sans connaissance. Le pouls est très-précipité. 170. R. régulière, 60.

L'examen des yeux révèle l'état suivant. Les pupilles sont inégales, celle de gauche est contractée.

Les papilles sont rouges, un peu troubles, sans saillie appréciable. Les contours sont moins nets qu'à l'examen précédent et l'état œdémateux de la papille s'apprécie surtout à l'origine des vaisseaux dont les contours à leur point d'émergence sont diffus et comme entourés d'une infiltration rougeâtre. Les veines sont un peu dilatées sans sinuosité. On suppose un début de névrite, dont la mort rapide de l'enfant a empêché de suivre le développement. Le malade a succombé le 19 à 5 h. 10 h., après le dernier examen.

Autopsie. — La pie-mère très-congestionnée renferme quelques granulations tuberculeuses. Quelques exsudations purulentes dans les scissures de Sylvius n'intéressant ni les nerfs ni les bandelettes optiques. Le cerveau est assez consistant. Le corps calleux et la voûte à trois piliers seuls présentent un certain degré de ramollissement. Le cerveau renferme environ un demi-verre de liquide disséminé dans les mailles de la pie-mère et dans les ventricules qui sont peu dilatés.

Les nerfs optiques ne présentent rien d'appréciable à l'œil nu. Il y a une certaine quantité de liquide dans l'espace sous-vaginal, sans distension prononcée de la gaîne externe.

Observation XIV.

Méningite tuberculeuse. Névrite optique double. Tubercules de la choroïde. Apoplexie de la papille. Hydrocéphalie. Exsudations purulentes dans le voisinage des nerfs optiques. Hydropisie de la gaine du nerf optique. (Service de M. Labric, obs. recueillie par M. Boissier, interne).

Courbassier (Henri), 7 ans, salle Saint-Jean, n° 51, entre le 28 novembre 1876, souffrant depuis trois semaines sans symptômes bien caractérisés.

Pendant les premiers jours qui ont suivi son entrée, l'enfant a eu des vomissements incessants, et a été très-abattu.

2 décembre. Le pouls est très-lent, irrégulier. L'enfant est constipé et toujours dans un état voisin du coma. Pas de convulsions, fièvre modérée.

Le 4. L'enfant est à peu près dans le même état. Il pousse par moment des cris aigus. Le pouls présente toujours le même caractère. La respiration est très-lente et interrompue par des pauses qui durent de 30 à 40 secondes.

L'ophthalmoscope révèle une névrite double caractérisée par la rougeur et l'état œdémateux de la papille dont les bords sont diffus et qui est entourée d'un cercle gris ardoisé. Les veines sont dilatées sans présenter de sinuosités.

Le 6. La malade est dans le coma absolu, interrompu par quelques cris hydrencéphaliques

La névrite est très-prononcée dans les deux yeux. La papille est saillante et présente à sa partie supérieure et externe une petite hémorrhagie qui n'est bien visible qu'à l'image droite. Les veines sont dilatées, forment un léger coude sur le bord de la papille ; elles présentent quelques sinuosités et en certains points, correspondant aux sinuosités, une teinte plus foncée simulant des thromboses. Les artères sont petites mais parfaitement visibles ; nulle part les vaisseaux ne sont recouverts par l'infiltration. Tubercules de la choroïde.

L'enfant a succombé dans la journée du 8, sans avoir présenté dans tout le cours de sa maladie aucun phénomène convulsif.

Autopsie. — Il s'échappe une assez grande quantité de liquide à l'ouverture du crâne. Les circonvolutions sont aplaties. Le cerveau un peu mou. Les méninges très-hyperémiées renferment des granulations tuberculeuses en petit nombre, ayant pour la plupart une coloration jaunâtre et paraissant anciennes.

A la base, on trouve deux plaques fibrino-purulentes recouvrant les nerfs olfactifs et confinant en arrière au chiasma et à l'origine des nerfs optiques qui sont très-hyperémiés dans leur portion intra-crânienne. On n'en trouve pas ailleurs.

Les ventricules sont dilatées par le liquide. Leurs parois sont assez fermes mais la voûte à trois piliers est complètement ramollie.

L'espace sous-vaginal renferme du liquide accumulé derrière le globe oculaire sans former toutefois de renflement très-prononcé. Les vaisseaux qui cheminent dans l'espace de la gaîne externe sont plus apparents qu'à l'état normal et paraissent dilatés.

L'œil gauche est ouvert. La papille est tuméfiée, elle recouvre l'anneau sclérotical qu'on ne distingue pas. Elle a un aspect gélatineux. On trouve avec la loupe la petite hémorrhagie observée pendant la vie.

Il y a quatre tubercules dans la choroïde qui tous occupent le segment postérieur.

Observation XV.

Méningite tuberculeuse. Névrite optique double. Un tubercule de la choroïde à droite. Hydrocéphalie. Pas d'exsudation de la base. Pas de liquide dans l'espace sous-vaginal.

Caisy (Alfred), 3 ans. Entré le 8 juin 1876, salle Saint-Jean, N° 17. Service de M. Labric

La maladie a débuté il y a 5 jours par des convulsions, des vomissements, de la constipation et de la fièvre.

Trois jours après l'enfant avait de la paralysie de tout le côté droit qui persiste encore. T. S. 38,4.

Le 9. Raies méningitiques persistantes. Râles fins dans les deux côtés de la poitrine. Pouls fréquent, inégal, avec quelques intermittences. Les pupilles sont inégales.

Le soir, l'enfant est dans le coma, le pouls est très-rapide. T. S. 39.

L'examen ophthalmoscopique révèle l'existence d'une névrite optique très-prononcée, présentant déjà les caractères de la névrite étranglée. La papille est saillante, elle a un aspect nuageux blanchâtre assez fortement teinté de rouge, ses contours sont diffus. En dehors de la zone d'infiltration existe un cercle gris ardoisé. Les veines sont très-dilatées et sinueuses. Elles forment un coude très-prononcé sur le bord de la papille et présentent, au niveau des sinuosités, des inégalités de coloration simulant des thromboses.

Il existe un tubercule près du bord interne de la papille droite.

Le 10. L'enfant est toujours dans le coma absolu et couvert de sueur. Le pouls est très-rapide, filiforme, les pupilles sont contractées.

Le 12. L'enfant succombe à 5 heures du matin.

Autopsie. — Il n'y a pas d'exsudats à la base du cerveau, rien dans les scissures de Sylvius, ni dans le voisinage des nerfs optiques. Une petite plaque exsudative sur le vermis superior du cervelet.

Les circonvolutions de la convexité sont aplaties. Sur la pie-mère qui recouvre la face latérale externe de l'hémisphère gauche, à la partie postéro-supérieure du lobe sphénoïdal, une exsudation de la grandeur d'une pièce de deux francs, entourée de granulations grises. A ce niveau, la substance corticale est très-ramollie.

Les ventricules latéraux sont distendus par une assez grande quantité de liquide. La voûte à trois piliers est ramollie.

Il y a une certaine quantité de liquide épanché dans l'espace sous-vaginal du nerf optique, mais il ne forme pas de renflement bien prononcé derrière le globe oculaire. Le liquide ne remplit pas complètement la gaine externe qui paraît dilatée.

Les vaisseaux qui cheminent le long de la gaine du nerf optique sont gorgés de sang et sont plus apparents que dans la plupart des autopsies. En pressant légèrement le nerf optique, on fait suinter une quantité de liquide assez notable sur la surface de section.

L'œil droit ouvert présente l'aspect gélatineux de la papille qui est tuméfiée, et recouvre l'anneau sclérotical Les veines forment un coude prononcé sur les bords de la papille. Un tubercule blanchâtre dont les bords sont diffus et du volume d'une très-petite tête d'épingle à deux millimètres du bord interne de la papille.

Un ros ganglion bronchique caséeux. Congestion pulmonaire. Pas de granulations dans les poumons.

Observation XVI.

Méningite tuberculeuse. Pas de névrite. Hyperhémie intense de la papille dans les derniers jours de la maladie. Pas d'hydrocéphalie. Exsudations purulentes de la base du cerveau.

Jourmier, 3 ans. Entrée le 25 août 1876, salle Sainte-Catherine, n° 11 Service de M. Bouchut.

Malade depuis huit jours, prise par de la diarrhée et de la fièvre. Depuis quatre jours elle vomit continuellement, elle est constipée et tousse un peu.

A son entrée, l'enfant est assoupie, elle dort presque continuellement, mais elle conserve sa connaissance; elle pousse de profonds soupirs, sa face se couvre de rougeurs passagères. Le pouls est irrégulier, 96 p. La respiration est régulière, 32. T. S. 37,4.

Il y a de la rudesse de la respiration dans toute l'étendue de la poitrine, sans râles. Le ventre est rétracté. Rien dans le fond de l'œil.

28 août. La malade est à peu près dans le même état. La constipation persiste. Un purgatif n'a pas produit d'effet. Les vomissements ont cessé. L'enfant a quelques secousses dans les membres. Elle dort constamment, mais conserve toute sa connaissance et prend les jouets qu'on lui présente quand elle est éveillée.

La papille est un peu rouge, les veines sont légèrement dilatées sans présenter de sinuosités.

Le 30. L'enfant a du strabisme. Elle est toujours assoupie, n'a plus de connaissance, mais elle se tient encore assise sur son lit. La vision est conservée et la malade cligne des yeux aux moindres mouvements qu'on fait devant sa figure. Il y a du tremblement et quelques secousses convulsives dans les membres supérieurs. T. S. 38,3, M. 37,5, pouls régulier 140, Resp. 44.

Le 31. L'enfant est dans le même état. L'hyperhémie de la papille est très-prononcée. Il n'y a pas d'infiltration.

1er septembre. L'enfant a eu trois accès de convulsions dans la matinée. Elle est dans le coma. Les mains sont froides et violacées, le pouls petit, précipité, incomptable. Respiration régulière, 84 à la minute.

La rougeur de la papille est encore plus prononcée que la veille. Au début de la maladie, sa coloration blanche tranchait nettement sur le fond choroïdien, maintenant elle s'en distingue à peine. Elle est un peu terne, mais ne présente aucune trace d'infiltration. Les contours on parfaitements nets. Les veines sont un peu dilatées, sans sinuosités.

L'enfant succombe à midi.

Autopsie. — Il ne s'échappe pas de liquide à l'ouverture du crâne. Le cerveau est consistant; placé sur la table, il se déforme à peine. La pie-mère de la convexité est le siége d'une hyperhémie intense et de suffusions sanguines. Il n'y a pas de liquide infiltré dans ses mailles. Exsudations jaunâtres, purulentes à la base occupant les scissures de Sylvius, l'espace interpédonculaire et se prolongeant dans la fente de Bichat, le long des bandelettes optiques. Granulations tuberculeuses disposées sur toute la surface du cerveau, les unes transparentes, les autres jaunes, opaques et volumineuses. On trouve également des granulations dans la toile choroïdienne qui passe au-dessus des tubercules quadrijumeaux. Le chiasma des nerfs optiques, les bandelettes ne présentent pas d'altération appréciable à l'œil nu.

Les ventricules ne renferment pas plus de liquide qu'à l'état normal.

L'espace sous-vaginal du nerf optique contient un peu de sérosité, mais en très-petite quantité, sans dilatation de la gaîne externe.

Observation XVII.

Méningite tuberculeuse. Pas de névrite. Pas d'hydrocéphalie. Hydropisie de la gaine du nerf optique. (Service de M. Labric, observation recueillie par M. Boissier, interne).

Cuviller (Victor), 6 ans. Entré le 5 octobre, salle Saint-Jean, n° 45. Début de la maladie le 2 octobre par des vomissements et de la constipation.

A son entrée, l'enfant a de la fièvre et du délire ; il répond difficilement aux questions, ne veut rien prendre. Pouls petit et irrégulier. L'enfant se plaint de la tête. Temp. 37°,5.

Le 6. Au soir, un premier examen ophthalmoscopique ne révèle rien dans le fond de l'œil.

Le 7. L'enfant pousse continuellement des cris et des gémissements. Le pouls est toujours petit et irrégulier. Temp. S. 39°,2. Temp. M. 39°,4.

Le 10. Le malade est dans le coma, un nouvel examen du fond de l'œil ne donne encore que des résultats négatifs.

Le 11. Mort dans la journée.

Autopsie. — Une très-petite quantité de liquide dans le crâne. Peu d'exsudats. On trouve des granulations tuberculeuses, mais en très-petit nombre dans les scissures de Sylvius. Il y a une hyperémie assez considérable des méninges qui adhèrent à la substance cérébrale. Le cerveau a sa consistance normale ; nulle part on ne trouve de ramollissement, ni sur les parois ventriculaires ni dans la voûte à trois piliers seule la substance grise de la convexité présente par place un peu de ramollissement d'encéphalite superficielle.

Ganglions bronchiques tuberculeux. Pas de tubercules dans les poumons.....

Les yeux sont enlevés par la base du crâne après l'ablation de la voûte orbitaire.

Il y a une certaine quantité de liquide accumulé dans l'espace sous-vaginal des deux côtés, mais l'hydropisie n'est pas considérable.

Les deux yeux sont ouverts. La papille présente des contours très-nets, elle ne semble pas plus saillante qu'à l'état normal.

Observation XVII.

Méningite tuberculeuse simulant une fièvre typhoïde. Pas de névrite. Pas d'hydrocéphalie. (Service de M. Labric, observation recueillie par M. Boissier, interne.

Vanghentenhoven (Edouard), 7 ans 1/2. Entre le 8 juillet 1876, salle Saint-Jean, n° 14.

On a peu de renseignements sur le début de la maladie. A son entrée le malade a des vomissements bilieux, une fièvre intense qui, pendant plusieurs jours, a oscillé autour de 40° et a fait croire à une fièvre typhoïde.

Le 17. Le malade a du strabisme, il est très-agité, pousse des cris, sa face est animée de mouvements convulsifs. Il présente les raies méningitiques très-caractérisées. Le pouls est lent, fort, régulier. La respiration est également lente, sans irrégularité. La fièvre est tombée à 38°,8.

Le 18. Le malade a cessé de crier, il dort continuellement sans être dans le coma, car il se plaint dès qu'on le réveille. Il a de la paralysie faciale à gauche. Temp. M. 39°,5 — 39°,8.

Le 19. L'enfant a succombé dans la matinée, il était sans connaissance quelques heures avant sa mort.

L'examen ophthalmoscopique pratiqué le 17 et le 18 n'a rien révélé dans le fond de l'œil.

Autopsie. — Le cerveau a sa consistance normale. Les méninges sont injectées et farcies de tubercules miliaires qu'on trouve également nombreuses sur la convexité et à la base.

On ne remarque pas d'exsudations purulentes. Il y a très-peu de liquide dans les ventricules qui ne sont pas dilatés. Il n'y a nulle part de ramollissement notable de la substance cérébrale.

Les yeux n'ont pu être examinés.

Observation XIX.

Méningite tuberculeuse. Pas de névrite. Hydrocéphalie. Exsudats purulents de la base. Hydropisie de la gaîne du nerf optique. (Obs. recueillie par M. Boissier, interne.)

Bingelmann (Albert), 3 ans, salle Saint-Jean, nº 24, service de M. Labric.

Le père est mort tuberculeux. L'enfant est souffrant depuis quinze jours.

Le 5 avril, à son entrée, l'enfant est somnolent, mais conserve toute sa connaissance. Vomissements, pas de selles depuis son entrée.

Les pupilles sont contractées, taches méningitiques, pouls régulier, 128. Temp. S. 38°,8.

Le 7. La fièvre est vive. Temp. S. 40°. Pouls régulier. Une selle avec 10 gr. de citrate de magnésie.

Rien dans le fond de l'œil.

Le 12. Aggravation des symptômes. Respiration irrégulière. Pouls filiforme. Temp. S. 38°,4. Pas de convulsions.

Un nouvel examen ophthalmoscopique, pratiqué trente heures avant la mort, ne révèle encore aucune modification du fond de l'œil bien prononcée. Les papilles sont cependant un peu rouges et celle de droite présente un peu de trouble sur son bord interne. Les vaisseaux de la rétine n'offrent pas de dilatation notable et l'altération en somme est trop minime pour qu'on puisse se prononcer sur son caractère pathologique.

Le 13. Respiration suspirieuse. Pouls très-rapide. Temp. S. 39°. Pupilles dilatées, insensibles à la lumière, coma absolu. Mort à 10 heures du soir.

Autopsie. — Encéphale volumineux ramolli ; aplatissement des circonvolutions de la convexité. Plaques blanches méningitiques disséminées. Exsudations purulentes dans l'espace interpédonculaire et dans les scissures de Sylvius. Granulations tuberculeuses en grande quantité dans la pie-mère. Les ventricules sont distendus par une grande quantité de liquide et leurs parois ramollies.

La gaîne du nerf optique est le siége d'une hydropisie très-prononcée et le renflement qu'elle forme derrière le globe oculaire a plus de deux fois le volume normal du nerf.

Un ganglion bronchique caséeux. Congestion intense des poumons sans granulations. Rien dans les autres viscères.

Observation XX.

Méningite tuberculeuse. Pas de névrite. Exsudations purulentes très-abondantes à la base. Epanchement ventriculaire et infiltration séreuse des mailles de la pie-mère paraissant dus à la stase du sang veineux. (Observation recueillie par M. Decaudin, interne).

Sallier, 3 ans. Entré le 30 mai 1876. Salle Saint-Louis, n° 3. Service de M. Archambault.

Cet enfant a eu, il y a six jours, une crise de convulsions qui a duré six heures. Depuis, il a de la fièvre et de la constipation sans vomissements.

A son entrée, le malade présente les mêmes symptômes ; il est absorbé, mais conserve sa connaissance. Coloration subite et passagère du visage, secousses convulsives dans les muscles de la face. Pouls régulier, 140. R. 40. T. S. 38°4.

Le 1er juin. L'état n'est pas sensiblement modifié. T. 38.

Le 4. Le pouls est irrégulier et ralenti.. L'enfant a toute sa connaissance. T. S. 38.

Le 6. L'enfant hier n'a pas reconnu sa mère. Aujourd'hui il est dans le coma. T. S. 39.

Le 7. L'examen ophthalmoscopique ne révèle aucune altération du fond de l'œil. Même état. P. 180. T. S. 39,5.

Le 9. L'enfant a succombé à 2 heures du matin.

Autopsie. — La pie-mère de la convexité est infiltrée d'une grande quantité de sérosité transparente : les veines sont très-dilatées et remplies d'une grande quantité de sang noir. Pas d'exsudation ni d'altérations inflammatoires sur la convexité. Quelques granulations tuberculeuses.

A la base, au contraire, outre l'infiltration séreuse, il y a de nombreuses exsudations fibrino-purulentes, surtout abondantes au niveau du chiasma et de l'espace interpédonculaire où elles recouvrent complètement les parties sous-jacentes.

On retrouve ces mêmes fausses membranes très-abondantes dans les scissures de Sylvius, où elles adhèrent à la substance cérébrale qui est le siége d'un ramollissement inflammatoire surtout prononcé au niveau de l'insula. Granulations, tubercules le long des vaisseaux.

Les ventricules moyens renferment une assez grande quantité de liquide, mais leurs parois ne sont pas ramollies.

Par contre, la voûte à trois piliers et les corps calleux sont le siége d'un ramollissement prononcé.

M. Archambault fait remarquer que le liquide est plutôt le résultat de la stase passive du sang que d'une encéphalite ventriculaire et d'une véritable hydrocéphalie.

Granulations tuberculeuses dans la plèvre et les poumons. Rien dans les autres organes.

CONCLUSIONS.

La névrite optique, dans la méningite aiguë de l'enfance, a tous les caractères cliniques et anatomiques de la névrite étranglée, telle qu'on l'observe dans les différentes conditions où la pression intra-crânienne est augmentée.

Elle n'est pas le résultat des altérations inflammatoires qui peuvent intéresser les nerfs optiques dans leur parcours intra-crânien, mais de l'hydrocéphalie, qui est une complication fréquente de la méningite aiguë, et qui accompagne toujours la névrite.

L'œdème du nerf optique, qui caractérise l'altération improprement désignée sous le nom de névrite, nous paraît être de même nature que l'œdème cérébral qu'on observe dans les mêmes conditions, et produit par une gêne de la circulation lymphatique.

TABLE DES MATIÈRES

A. PARENT, imprimeur de la Faculté de Médecine, rue Mr-le-Prince, 31.

www.ingramcontent.com/pod-product-compliance
Lightning Source LLC
LaVergne TN
LVHW050430160826
845677LV00002BA/643

* 9 7 8 2 3 2 9 6 8 7 6 5 0 *